Gottlob gibt's das Mikroskop

Wolfgang Remmele

Gottlob gibt's das Mikroskop

Eine Pathologie in Reimen

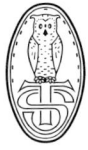

Steinkopff Darmstadt

Anschrift des Autors:
Professor Dr. med. Wolfgang Remmele
Institut für Pathologie
Dr. Horst-Schmidt-Kliniken
Klinikum der Landeshauptstadt Wiesbaden
Ludwig-Erhard-Straße 100
D-65199 Wiesbaden

Die Deutsche Bibliothek – CIP-Einheitsaufnahme

Gottlob gibt's das Mikroskop : [eine Pathologie in Reimen] /
Wolfgang Remmele. – Darmstadt : Steinkopff, 1994
   ISBN 3-7985-0974-3

Dieses Werk ist urheberrechtlich geschützt. Die dadurch begründeten Rechte, insbesondere die der Übersetzung, des Nachdrucks, des Vortrages, der Entnahme von Abbildungen und Tabellen, der Funksendung, der Mikroverfilmung oder der Vervielfältigung auf anderen Wegen und der Speicherung in Datenverarbeitungsanlagen, bleiben, auch bei nur auszugsweiser Verwertung, vorbehalten. Eine Vervielfältigung dieses Werkes oder von Teilen dieses Werkes ist auch im Einzelfall nur in den Grenzen der gesetzlichen Bestimmungen des Urheberrechtsgesetzes der Bundesrepublik Deutschland vom 9. September 1965 in der Fassung vom 24. Juni 1985 zulässig. Sie ist grundsätzlich vergütungspflichtig. Zuwiderhandlungen unterliegen den Strafbestimmungen des Urheberrechtsgesetzes.

Copyright © 1994 by Dr. Dietrich Steinkopff Verlag, GmbH & Co. KG Darmstadt
Verlagsredaktion: Sabine Müller – Herstellung: Heinz J. Schäfer
Umschlaggestaltung: Nesrin Schlempp-Ülker, Grafik/Design, Fachhochschule Wiesbaden

Printed in Germany

Satz: Typoservice, Alsbach
Druck: Betz-Druck, Darmstadt
Gedruckt auf säurefreiem Papier

Vorwort

Auch ein „Lehrbuch" der Art, wie es hier präsentiert wird, hat Anspruch auf ein angemessenes Vorwort. Den Unterschied zu den gewohnten Lehrbüchern wird der geneigte Leser spätestens dann bemerken, wenn er die ersten Seiten umgeblättert hat. Hier stellt sich die Pathologie von einer ganz anderen, weniger ernsten Seite dar. Und natürlich ist dieses „Lehrbuch" nicht komplett, sondern es beschränkt sich auf Streiflichter, die einige Aspekte unseres Faches beleuchten.

Ernste Themen sind selbstverständlich ausgenommen oder, wo unumgänglich, nur andeutungsweise erwähnt. Dennoch gleicht der Text unvermeidlich hier und dort einer Gratwanderung. Dies liegt in der Natur dessen, womit sich der Pathologe beruflich beschäftigt. Mit der humoristischen Schilderung medizinischer Sachverhalte reiht sich der Band jedoch in eine lange Reihe von Werken ein, die der Medizin in Wort und Bild eine heitere Seite abgewinnen. Soweit ärztliche Kollegen den Inhalt kennen, etwa in Form gereimter Befundberichte (nicht selten auf den Untersuchungsanträgen gezielt und erwartungsvoll provoziert), habe ich nur fröhliche Zustimmung erfahren. Wäre es anders gewesen, so hätte ich die Beiträge in der Schublade ruhen lassen, anstatt sie der Öffentlichkeit zu übergeben. Es versteht sich von selbst, daß die Namen der Patienten überall dort verändert wurden, wo eine ausdrückliche Zustimmung zur Nennung des richtigen Namens nicht vorlag. Sollten sich dennoch Zusammenhänge zu wahren Krankengeschichten ergeben, so wären diese rein zufällig und unbeabsichtigt. Eine besondere Herausforderung für mich waren die „Ungehaltenen Vorlesungen" als ein Versuch, reales medizinisches Wissen in lockere Versform zu kleiden und hin und wieder unter aktuellen gesundheitspolitischen Aspekten zu kommentieren.

Dem Dr. D. Steinkopff-Verlag in Darmstadt – an erster Stelle Frau Sabine Müller und Herrn Heinz J. Schäfer – bin ich zu Dank und Respekt dafür verpflichtet, daß er den Band meinen Vorstellungen entsprechend gestaltet hat, noch mehr aber dafür, daß er gleich mir auf jeglichen Verkaufsgewinn verzichtet. Eine Reihe von Spendern, die am Ende des Bandes namentlich aufgeführt sind und denen ebenfalls mein Dank gilt, hat dazu beigetragen, die Herstellungskosten zu senken. Dies trifft auch auf die Autoren und Verlage zu, die in dankenswerter Weise der Übernahme von Abbildungen aus ihren Werken in den vorliegenden Band zugestimmt haben. Der Gesamterlös fließt der Kinderkrebshilfe (Deutsche Krebshilfe e. V.) zu. Im Hinblick darauf scheue ich – für einen Autor sicher ganz ungewöhnlich – nicht davor zurück, dem Band eine möglichst weite Verbreitung zu wünschen.

Wiesbaden, im Februar 1994   Wolfgang Remmele

MICROM

TECHNOLOGIEZENTRUM MIKROTOMIE
WALLDORF

Die innovative Mikrotom-Generation von MICROM

Der heutige Stand moderner Mikrotomtechnologie wird neu definiert...

- Beispielhaftes Design
- Richtungsweisende Mikrotom-Konzeptionen
- Neue Maßstäbe im Preis/Leistungsverhältnis

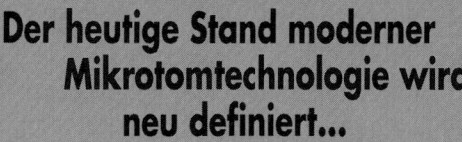

HM 340 E

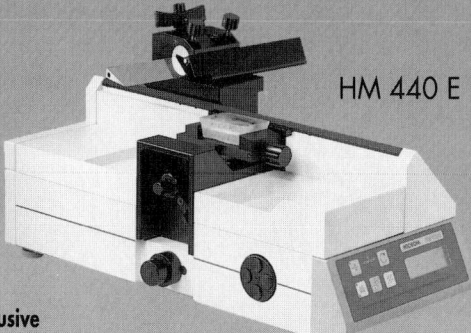

HM 440 E

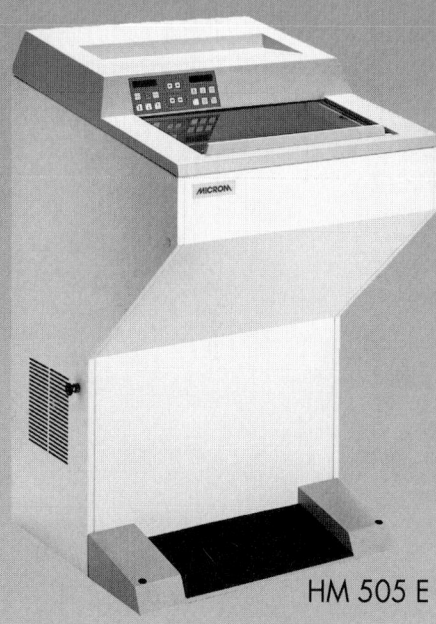

HM 505 E

Exklusive MICROM-Konstruktionsmerkmale:

- Automatische Micro/Macro-Objektzustellung mit neuem Universal-Vorschubsystem für Schlitten-, Rotations- und Kryostatmikrotome

- Abnehmbares Bedienpult für Rotationsmikrotome wahlweise integriert oder freistehend bedienbar

- Abnehmbare, integrierte Schnittauffangwanne

- Automatisches Objektannäherungssystem

- Routine-Schlittenmikrotom HM 440 E mit Objektrückzug, motorischer Objektbewegung und automatischer Schnittdickenzustellung, unabhängig von der Länge der Schlittenbewegung

- Neues Mikrotom-Steuersystem beim Routine-Kryostat HM 505 E – von außen über Folientastatur bedienbar

MICROM Laborgeräte GmbH
Robert-Bosch-Straße 49
D-69190 Walldorf · Germany
Telefon 06227/2091-96
Telefax 06227/63613

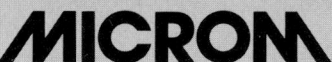 IHR PARTNER IN DER HISTOLOGIE

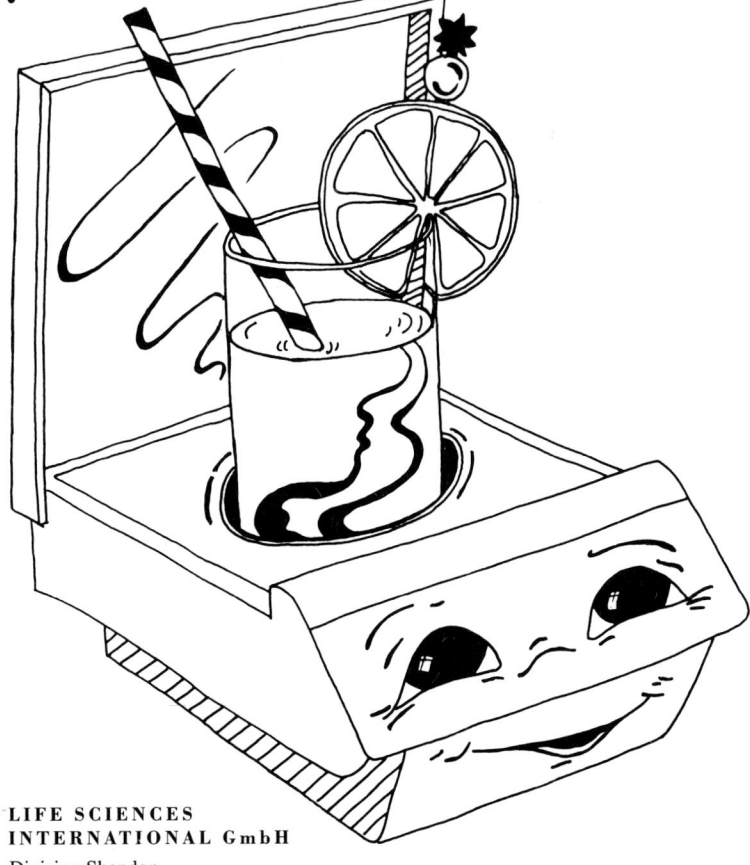

IMMER GUT BERATEN- SHANDON-AUTOMATEN!

LIFE SCIENCES INTERNATIONAL GmbH

Division Shandon
Berner Straße 91-95
60437 Frankfurt am Main

Tel.: (069) 50 91 90 10
Fax: (069) 507 71 72

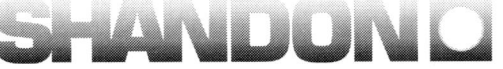

Medizinische Technik und Elektronik **VOGEL**

VOGEL .. *Ihr Partner*

- **VOGEL** Zuschneidesysteme
- **VOGEL** Schadluftabsaugung
- **VOGEL** Einbettautomaten
- **VOGEL** Paraffinstationen
- **VOGEL** Kühlplatten
- **VOGEL** Mikrotome
- **VOGEL** Kryostate
- **VOGEL** Färbesysteme
- **VOGEL** Eindeckautomaten
- **VOGEL** Archivanlagen
- **VOGEL** Verbrauchsmaterial

BERATUNG – PLANUNG – AUSFÜHRUNG

Alles aus einer Hand

VOGEL GMBH + CO. KG · Marburger Straße 81 · 35396 Gießen
Telefon (0641) 34052 · Telefax 39221

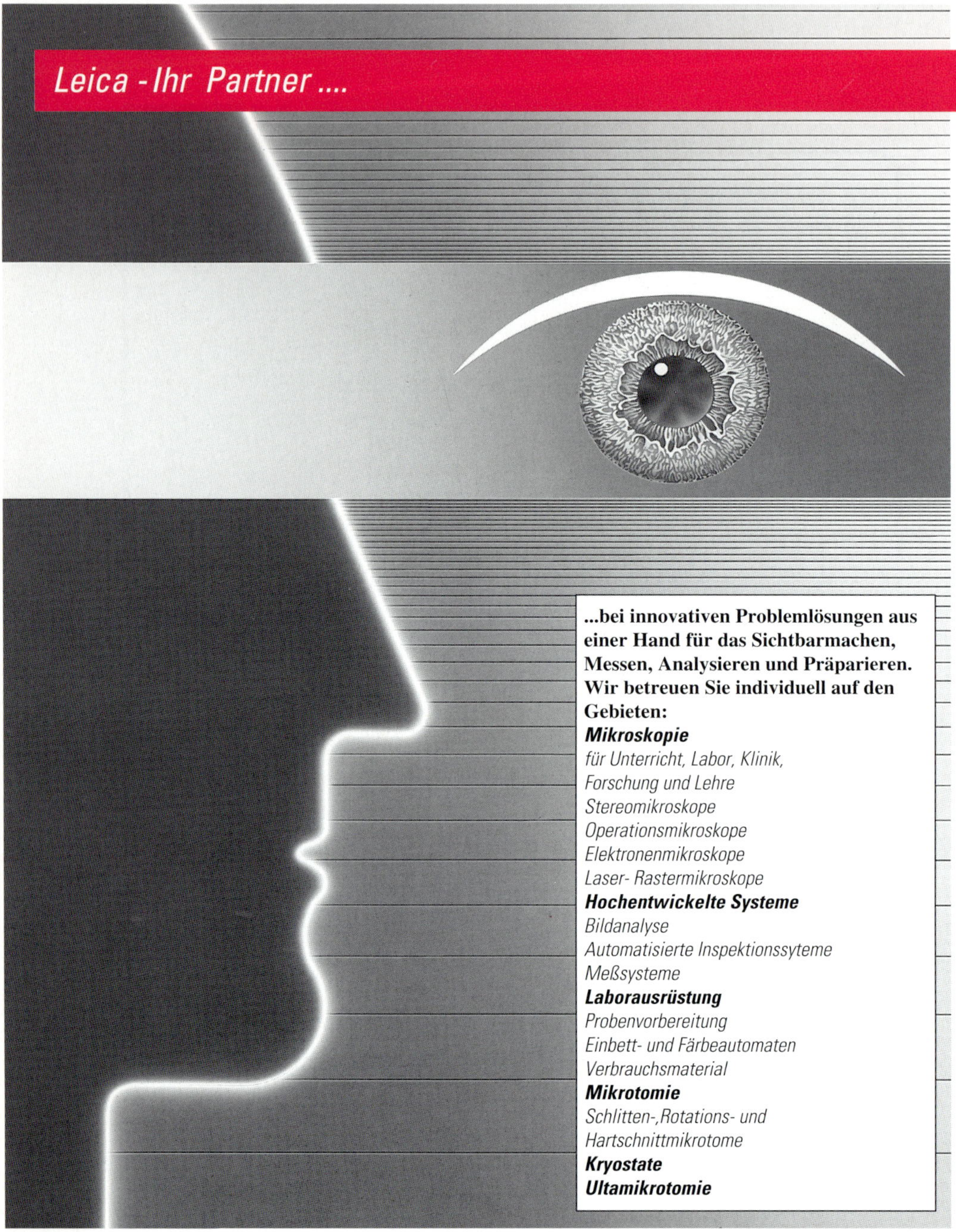

Leica - Ihr Partner ....

...bei innovativen Problemlösungen aus einer Hand für das Sichtbarmachen, Messen, Analysieren und Präparieren. Wir betreuen Sie individuell auf den Gebieten:

Mikroskopie
für Unterricht, Labor, Klinik, Forschung und Lehre
Stereomikroskope
Operationsmikroskope
Elektronenmikroskope
Laser- Rastermikroskope

Hochentwickelte Systeme
Bildanalyse
Automatisierte Inspektionssyteme
Meßsysteme

Laborausrüstung
Probenvorbereitung
Einbett- und Färbeautomaten
Verbrauchsmaterial

Mikrotomie
Schlitten-, Rotations- und Hartschnittmikrotome

Kryostate

Ultamikrotomie

Leica Vertrieb GmbH
Postfach 16 51
64606 Bensheim
Tel.: 0 62 51/136-0
Fax: 0 62 51/136-255

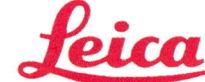

Die BX-Mikroskope
AUFBRUCH IN EINE NEUE GENERATION

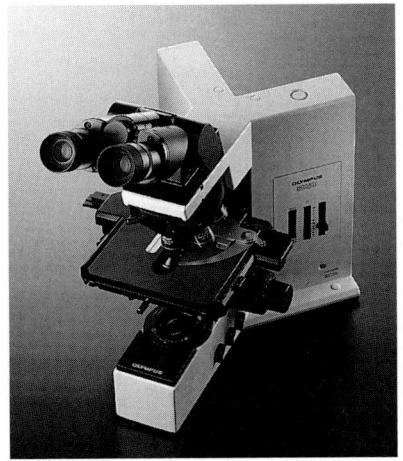

Olympus setzt neue Maßstäbe für die zeitgemäße Mikroskopie in Forschung und Labor: die Mikroskope der BX-Klasse.

In Zusammenarbeit mit führenden Wissenschaftlern aus aller Welt ist ein Mikroskop-System entstanden, das allerhöchsten Ansprüchen genügt: Die neuen BX-Mikroskope besitzen überragende optische Eigenschaften, lassen sich nahezu unbegrenzt ausbauen und sind einzigartig im ergonomischen Design. Wir beschränken uns hier auf einige Highlights:

Da sind zum Beispiel die unendlich korrigierten Objektive mit einem um 21 % vergrößerten Sehfeld und die Weitfeld-Okulare mit der Sehfeldzahl 22. Die neuen Kondensoren und UIS-Objektive gewährleisten eine überragende Abbildungsqualität bei allen Verfahren, die mit den BX-Mikroskopen möglich sind: Hellfeld, Dunkelfeld, Phasenkontrast, Fluoreszenz, Polarisation und Interferenzkontrast.

Viel Aufmerksamkeit wurde auf die ergonomische Gestaltung der Bedienungselemente gelegt. Der Tubus kann zwischen 5° und 35° verstellt werden; Fokus- und Tischtriebbedienung ist ermüdungsfrei möglich; die Triebgängigkeit ist individuell einstellbar; verschiedene Lichtintensitäten lassen sich speichern; u.v.m.

Die neuen Kamera-Systeme PM30 und PM20 eröffnen einzigartige Möglichkeiten der Dokumentation. Das umfangreiche Zubehörprogramm ermöglicht es, das optimale BX-System für Ihre Anwendungen zusammenzustellen.

Olympus Optical Co. (Europa) GmbH
Produktgruppe Mikroskope, Postfach 10 49 08, 20034 Hamburg
Telefon: 040/237 73 - 0, Fax: 040/23 08 17

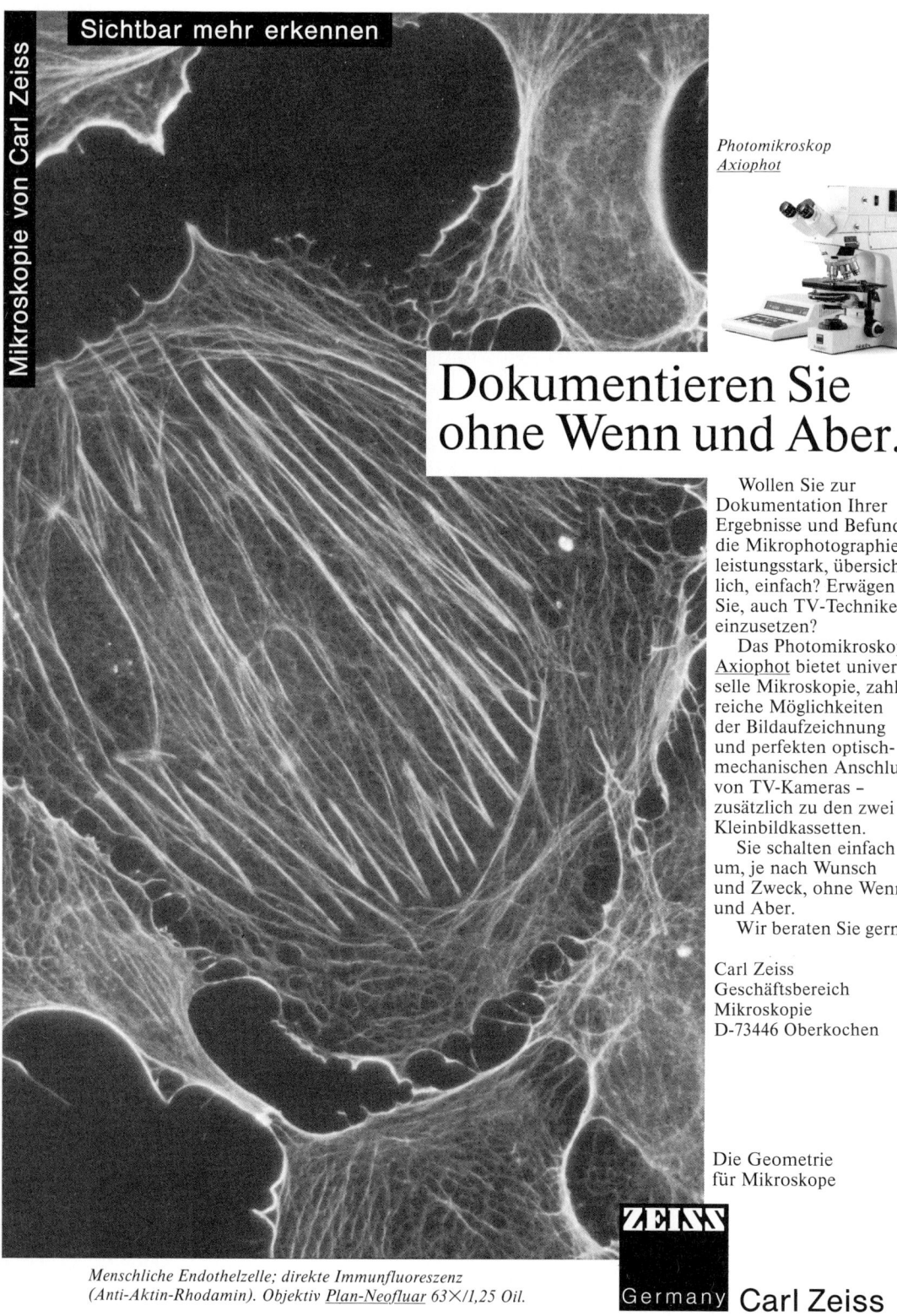

Inhalt

Pathologie heute – Ein alternatives Vorwort
oder: Audiatur et altera pars 11

Neues aus Anatomie und Pathologie
oder: Der Mensch – ein Exempel der
beispiellosen Geduld der Natur 21

Frohe Nachrichten
oder: Was kündigt dieser feierliche Ernst mir an? 29

Ungehaltene Vorlesungen
oder: Jeder Weg zum rechten Zwecke
Ist auch recht in jeder Strecke 45

    Karies
    oder: Zur Suppe braucht man keine Zähne 47

    Tonsillitis
    oder: Getrennt marschieren – vereint schlagen 55

    Allergie
    oder: Kleine Ursache, große Wirkung 63

    Struma
    oder: Soviel Köpfe, soviel Kröpfe 67

    Appendizitis
    oder: Jeder Mann hat seinen Wurm 73

    Anhang: Der politische Wurmfortsatz
    – Kasuistik einer Rarität – 81

    Physiologie der Verdauung
    oder: Gut Ding will Weile haben 83

    Pathologie der Verdauung
    oder: Langer Weg – viel Gefahr 89

Analfissuren
oder: Nihil est ab omni parte beatum 99

Ovarieller Zyklus und benigne Ovarialzysten
oder: Bewahret Euch vor Weibertücken 103

Nodöse Prostatahyperplasie
oder: Hic haeret aqua 115

Urolithiasis
oder: Seufzer sprengen keine Steine 119

Varizen
oder: Im schönsten Apfel sitzt der Wurm 127

Pes Planus
oder: Beati possedentes 131

Anhang: Der ungewöhnliche orthopädische Fall
– Meniskusriß bei einem Oberbürgermeister – 135

Clavus
oder: L'union fait la force 137

Warzen
oder: Kein Mensch kann aus seiner Haut heraus 139

Pathologie des Auges – Ein Crash-Kurs
oder: Zieh Deiner Augen Fransenvorhang auf 153

Fehlbildungen
oder: No Body is perfect 163

Ein Pferd ist auch nur ein Mensch
oder: Ein Platz für Tiere 177

Nur Mut, junger Freund
oder: Per aspera ad astram 185

Medizin aus der Büchse
*oder: Jägerei ist eine Nebenform
von menschlicher Geisteskrankheit* _____ 191

    Der Hexenschuß
    oder: Cui dolet meminit _____ 192

    Gefahren der Jagd
    *oder: So weit kann Sekt und Trinken
    einen bringen* _____ 196

    Menschen von rechtem Schrot und Korn
    oder: Rache folgt der Freveltat _____ 199

Summum ius summa iniuria
oder: Deutsches Herz, verzage nicht _____ 203

    De iure et de facto
    *oder: Gleichheit ist das heiligste Gesetz
    der Menschheit* _____ 205

    Kassensturz
    *oder: Der Mohr hat seine Pflicht getan,
    der Mohr kann gehn* _____ 209

Danksagung _____ 210

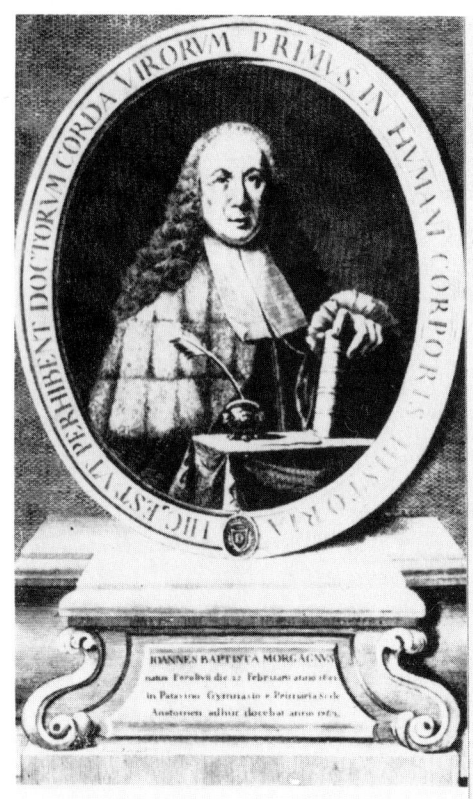

Giovanni Battista Morgagni (1682–1771) war der Begründer der modernen Pathologie. Sein Werk „De sedibus et causis morborum" (Padua 1761) gründete sich auf die exakte Beschreibung von Organveränderungen und versuchte, kausale Zusammenhänge zu erkennen.
Titelvignette aus der 2. Auflage des Werkes,
Padua 1765.

PATHOLOGIE HEUTE
oder:
Audiatur et altera pars
– Ein alternatives Vorwort –

Wir seien, heißt es Koryphäen
Und unser Wissen kolossal –
Phantastisch, was wir alles sähen,
Doch allerdings erst postmortal.

Gemeint sind wir, die Pathologen,
Und das Ergebnis der Sektion,
Wir werden damit aufgezogen
Wohl seit Morgagni's Zeiten schon.

Nur: Wie die meisten flotten Sprüche,
So ist auch dieser unkorrekt,
Er stammt aus der Gerüchte-Küche,
Von Arztkollegen ausgeheckt.

Denn *erstens* wird hier übersehen:
Die Obduktion hat uns gelehrt,
Die Krankheitsbilder zu verstehen,
Und zeigt hier täglich ihren Wert.

Man mag es *zweitens* drehn und wenden:
Man braucht uns schon seit eh und je
Auch für den lebenden Patienten
Vom Scheitel bis zum kleinen Zeh!

Erst der Befund, den wir erstellen,
Mit scharfem Blick durchs Okular,
Macht, wie man weiß, in vielen Fällen
Den Weg für die Behandlung klar.

Zu Virchows Zeiten gab es freilich
Rund zehn Sektionen pro PE,
Und damals war der Spott verzeihlich,
Doch heute ist er alter Schnee.

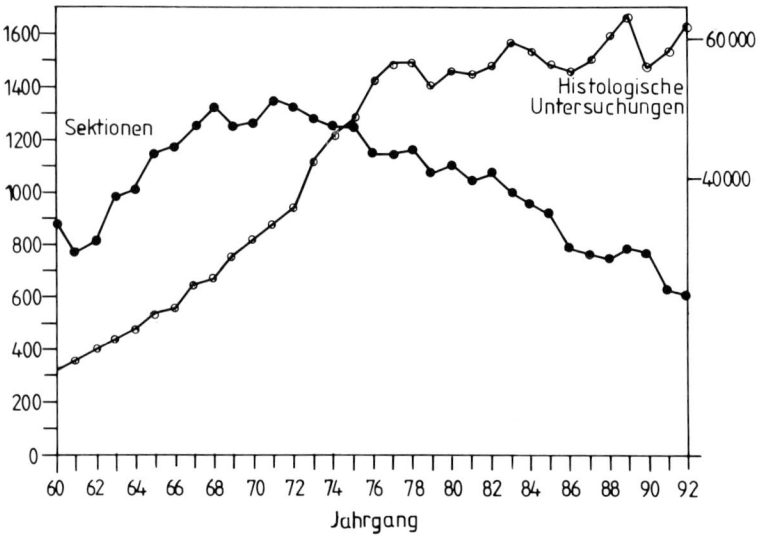

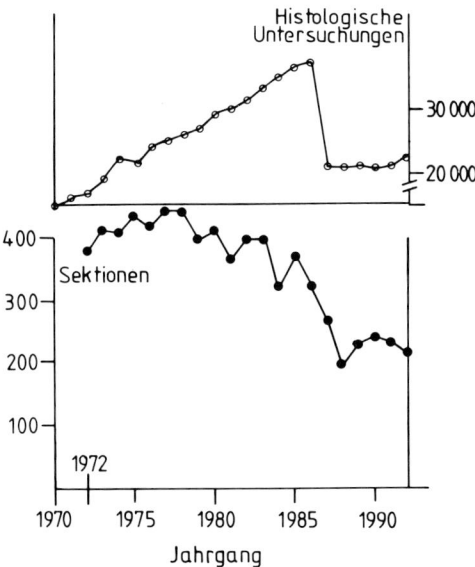

„Fieberkurve" zweier Institute für Pathologie (oben: Heidelberg, unten: Wiesbaden). Rückläufige Sektionszahlen infolge restriktiver Sektionsvorschriften. Kontinuierlich ansteigende histologische Untersuchungszahlen, deren Stagnation (HD) bzw. tiefer Einbruch (WI) auf Einschränkungen bzw. Verlust der Ermächtigung für kassenärztliche Untersuchungen beruht. – Ordinate links: Zahl der Sektionen. Ordinate rechts: Zahl der histologischen Untersuchungen.

Verschoben sind heut die Akzente
Von Obduktion und Biopsie:
Die Obduktion geht schier in Rente,
Die Biopsie boomt wie noch nie!

Ein jeder Arzt muß daher lernen
(Und wehe, wenn er es vergißt!),
Wie das Gewebe zu entfernen
Und wie es zu behandeln ist!

Was nützen uns die besten Augen?
Was hilft uns der Erfahrungsschatz?
Bei Präparaten, die nichts taugen,
Ist alle Mühe für die Katz.

✶

Wo nun beginnt die lange Kette,
Die hin zur Diagnose führt?
Der Arzt betätigt die Kürette,
Polypen werden abgeschnürt,

Gewebe wird mit scharfen Zangen
Und mit dem Messer exzidiert,
In Formalin dann aufgefangen
Und kunstgerecht darin fixiert.

Das Formalin fällt Proteine,
Und so erhält es die Struktur –
Es ist *das* Mittel der Routine,
Doch in der rechten Mischung nur:

Um jeden Fehler auszuschalten,
Muß man die Prozedur verstehn
Und sich an diese Regel halten:
„Man nehme zweimal 1:10!".

9 Teile Wasser aus der Leitung,
1 Teil Formol dazu gemixt:
Mit Hilfe dieser Zubereitung
Wird jede Fäulnis ausgetrickst!

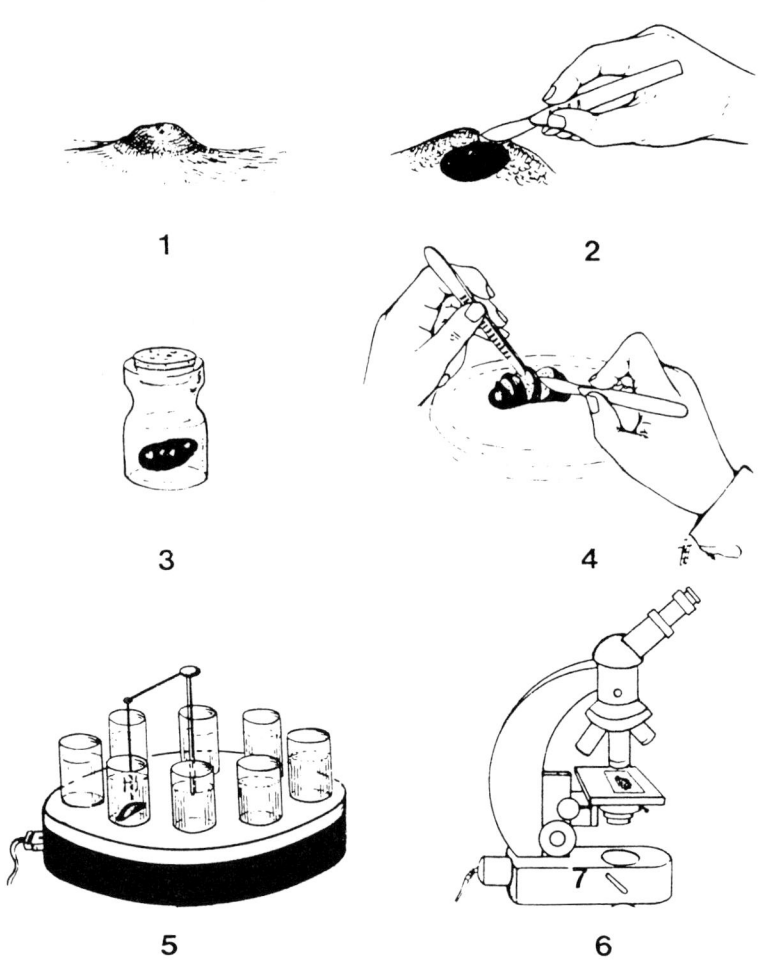

Vereinfachtes Schema der Gewebegewinnung und -bearbeitung in der Pathologie (modifiziert nach Remmele: Pathologe 2: 72–84, 1981). 1 = Hauttumor, 2 = Exzision des Tumors, 3 = Versand an den Pathologen, 4 = Zuschneiden im Institut für Pathologie, 5 = Einbetten und Färben des histologischen Präparates, 6 = mikroskopische Begutachtung.

Zum zweiten geht es um die Menge
Von Formalin zu Material:
Man meide jegliches Gedränge,
Und 10:1 ist optimal,

Das heißt: 10 Milliliter Lösung
Pro Milliliter Präparat:
Die Relation hemmt die Verwesung
Und ist als Kochrezept probat!

Den Uterus, den Darm und Magen
Eröffnet man, denn Formalin
Vermag bei dicken Muskellagen
Kaum in die Wandung einzuziehn.

Ist – wie bei Niere, Milz und Hoden –
Die Faserkapsel prominent,
So ist es unbedingt geboten,
Daß man sie zu Beginn durchtrennt.

Ist die Fixierung dann durchschritten,
So folgt darauf als nächster Akt:
Das Präparat wird zugeschnitten,
In Plastikkapseln eingepackt,

Die Stücke werden eingebettet
Im Automaten über Nacht,
Dabei entwässert und entfettet,
In heißes Paraffin gebracht

Sodann in Blöckchen ausgegossen
(Da ist das Paraffin noch heiß)
Und, ist auch dieses abgeschlossen,
Gekühlt auf reichlich Würfeleis.

Was ist der Sinn der langen Reise,
Die eine Probe bei uns macht?
Gewebe wird auf diese Weise
In eine feste Form gebracht!

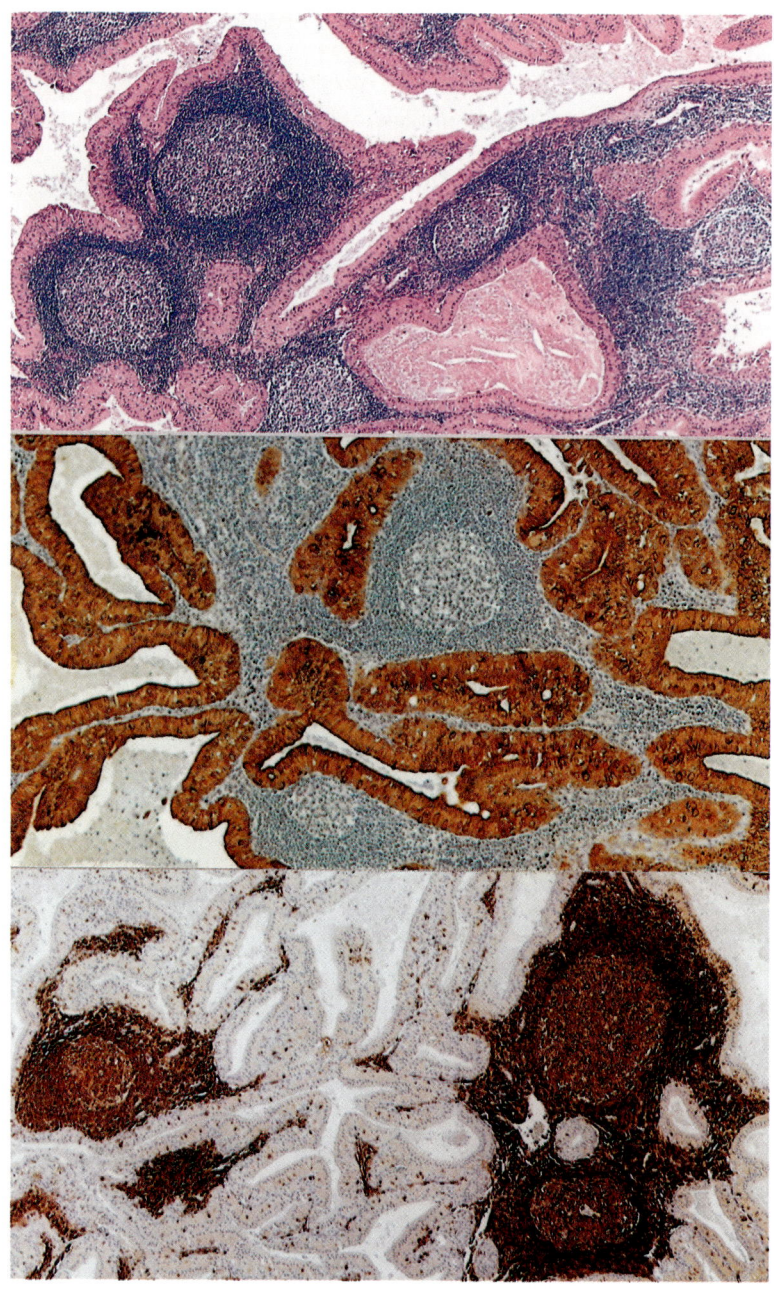

Beispiel für die H.E.-Färbung und die immunhistochemische Markierung bestimmter Zellen. Cystadenolymphoma papilliferum (Albrecht-Arzt) der Gl.parotis. a) H.E.: Epithelien rot, Lymphozyten blau. b) Immunhistochemischer Nachweis von Zytokeratin mit dem Antikörper CK-Kl1 in den Epithelzellen des Tumors. c) Immunhistochemischer Nachweis des Leucocyte Common Antigen (LCA) in den lymphatischen Zellen des Interstitiums.

So lassen sich die Blöcke schneiden
In dünne Scheiben, rund 4 µ –
Der Aufwand ist nicht zu vermeiden,
Sonst geht die Qualität perdu!

Das Mikrotom ist unbestritten
Ein wohldurchdachtes Instrument
Bewehrt mit einem Messerschlitten,
Der wahrlich keine Gnade kennt.

Man streckt den Schnitt zu voller Größe
Sodann im warmen Wasserbad.
Damit das Paraffin sich löse,
Steht schon ein Wärmeschrank parat.

Und ist auch dieser Akt gezeitigt,
So wird das letzte Paraffin
Mit Hilfe von Xylol beseitigt.
Zum guten Ende färbt man ihn:

Ich will nicht jede Färbung nennen,
Die man dazu verwenden kann:
Allein der Fachmann muß sie kennen
Und wendet sie erfolgreich an.

H.E. jedoch ist Standardfärbung
(Das Plasma rot, die Kerne blau) –
Sie braucht gewißlich keine Werbung,
Man kennt sie überall genau!

Von unfixierten Präparaten,
Die man aus dem OP erhält,
Wird mittels eines Kryostaten
Ein Schnellschnitt eilends hergestellt.

Der Kranke schlummert in Narkose:
Nach wenigen Minuten schon
Folgt unsre Schnellschnitt-Diagnose
In den OP per Telefon!

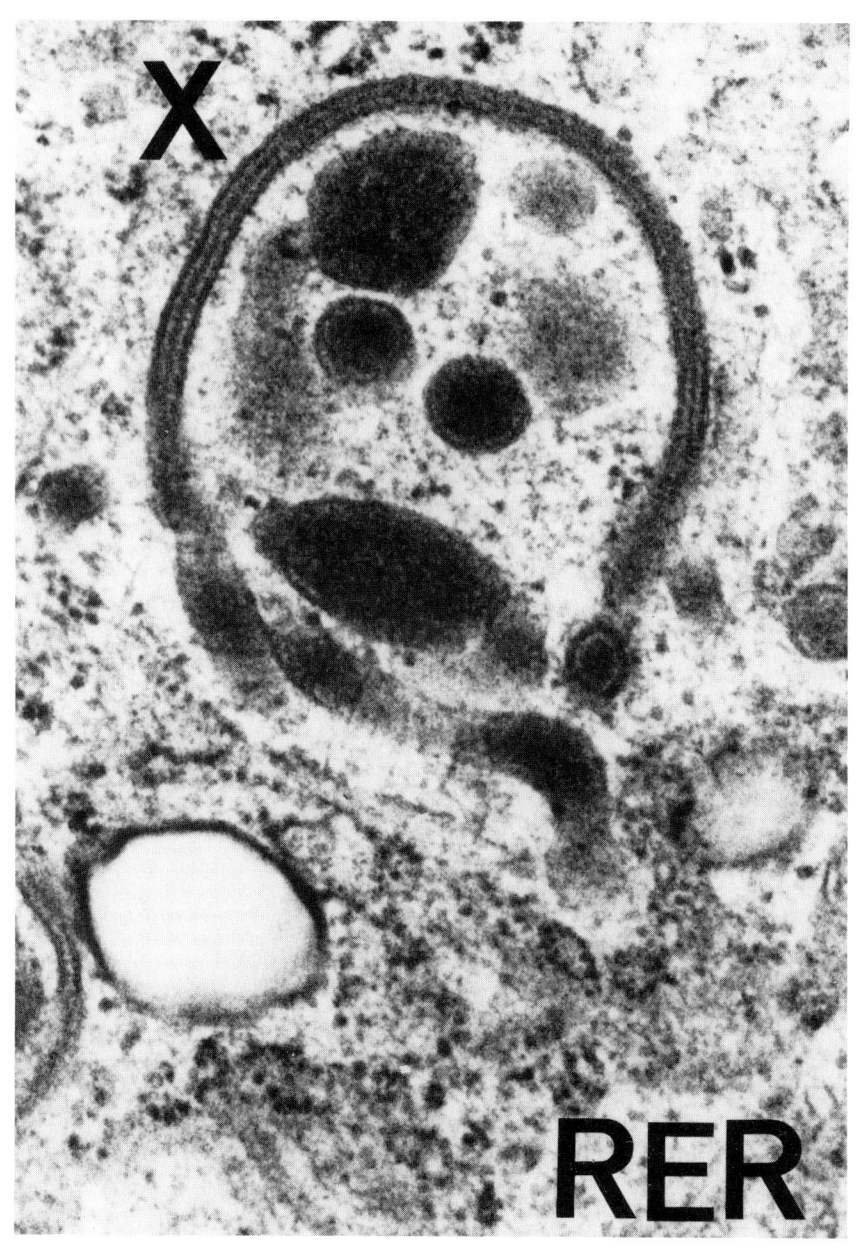

Manchmal schaut das Objekt durch das Mikroskop zurück:
Langerhans-Granula (X-bodies) in Zellen einer malignen Histiozytose mit charakteristischem trilamellärem Aufbau (X). Rauhes endoplasmatisches Retikulum (RER). Präparat Prof. Müller-Hermelink (Würzburg). 18.500 ×.

Gewebsenzyme darzustellen
Gelingt am Paraffin fast nie*;
Das gleiche gilt in manchen Fällen
Für die Immunhistochemie.

Und auch bei weiteren Methoden,
Z. B. bei der Fluoreszenz,
Ist der Gefrierschnitt stets geboten
Und Paraffin die Pestilenz!

Das Elmi** forscht die Körperzellen
Bis in die letzten Winkel aus,
Zeigt ihre kleinsten Organellen
Und klärt die Regeln ihres Baus.

Und sonst? Das Zytophotometer
Mißt DNS und Ploidie –
Dazu kam ein paar Jahre später
Die Autoradiographie.

Das meiste hat uns die famose
Immunhistochemie gebracht,
Weil sie die Alltagsdiagnose
In vielen Fällen leichter macht!

Die Wissenschaft verläuft in Phasen,
Sie ziehen geistergleich vorbei:
Am Anfang blubbern große Blasen,
Dann folgt der nächste „letzte Schrei".

Was wir vor zwanzig Jahren lehrten,
Stößt heute nur auf Hohn und Spott:
Man kann nur Ordinarius werden
Mit erb- und -myc und Western Blot!

Doch einer überlebte alles
Und ist so aktuell wie je:
Stets hilft im Falle eines Falles
Der Paraffinschnitt mit H.E.!

---

* S. Seite 72
** Elektronenmikroskop

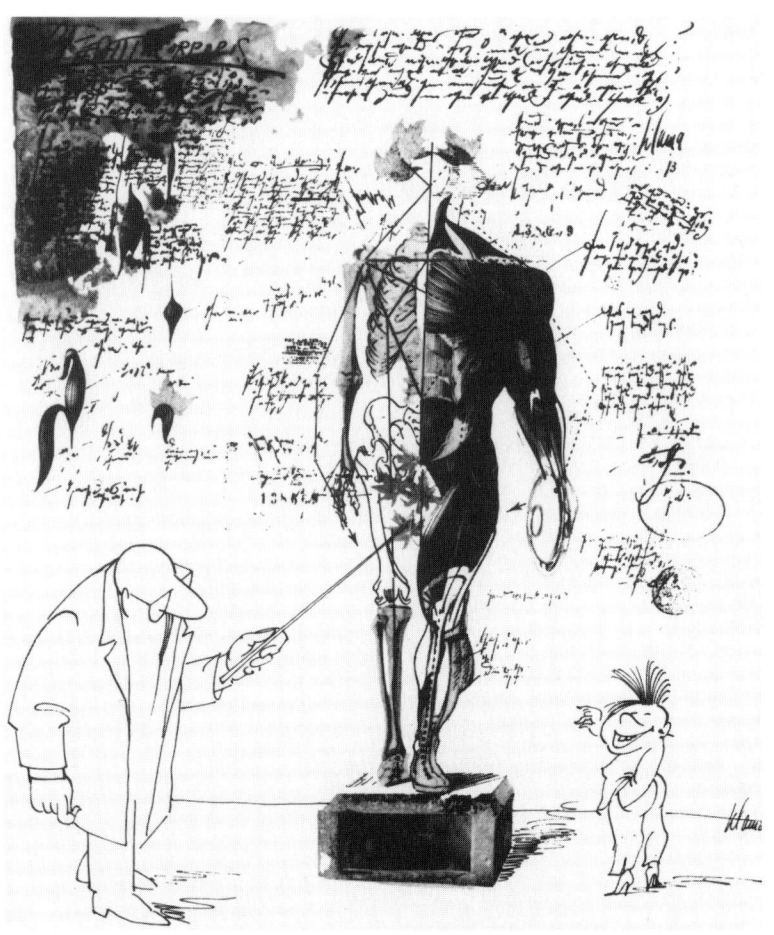

Karikatur von Dieter Klama. Aus: Pillenfieber. Die Medizin in der Karikatur. Rosenheimer Verlagshaus, 2. Auflage, Rosenheim 1985

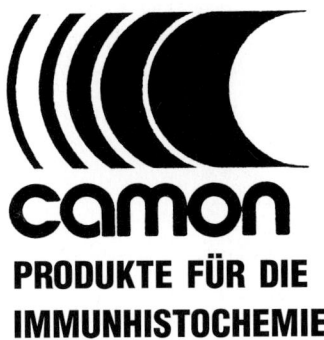

PRODUKTE FÜR DIE IMMUNHISTOCHEMIE

HISTOPRIME

- monoklonale Antikörper
- polyklonale Antikörper
- Zusatzreagenzien
- Adhäsionsobjektträger

VECTOR

- Nachweissysteme
- Substratkits

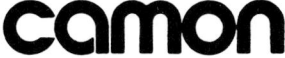

Labor-Service GmbH

Bahnstraße 9a
D-65205 Wiesbaden
Telefon 0611/702846-47
Telefax 0611/713782

HistoCIS
Antikörper für die Immunhistochemie

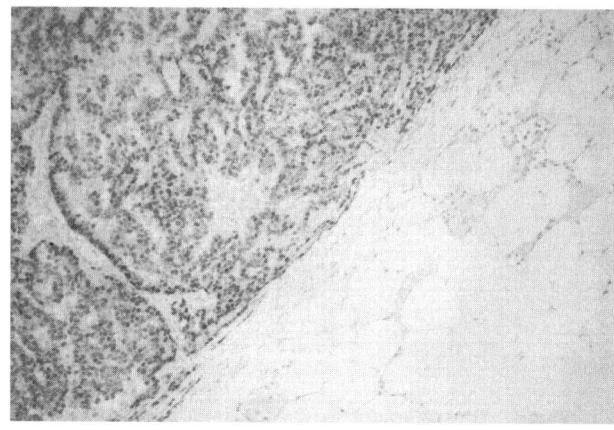

Mammakarzinom, Immunhistochemische Färbung mit HistoCIS PR-AB1, ABC-Methode (DAB), Vergrößerung 100x

Die klinische Relevanz der Hormonrezeptor-Bestimmungen (Estrogen und Progesteron) beim Mammakarzinom ist unumstritten. Eine zusätzliche Entscheidungshilfe bei der Therapiewahl bildet der Kathepsin D- und pS2-Status. Beide sind hormonrezeptorunabhängige Prognosefaktoren.

Die prognostische Relevanz von Kathepsin D liegt vor allem beim lymphknotennegativen Mammakarzinom. Die Kenntnis des pS2-Status erscheint von besonderer Wichtigkeit, um Risikopatientinnen mit rezeptorpositiven Tumoren mit und ohne Lymphknotenbefall zu identifizieren.

Neben den Prognosefaktoren beim Mammakarzinom stehen monoklonale Antikörper gegen folgende Tumormarker-Antigene für den immunhistochemischen Nachweis zur Verfügung:

CA 125, CA 19-9, CA 15-3, CEA, HTG, PSA, TAG 72, Cytokeratine, EGF-Rezeptor sowie P-Glykoprotein P170, dem Marker für Multidrug-Resistenz in Tumoren.

Gerne senden wir Ihnen detaillierte Produktinformationen!

Isotopen Diagnostik CIS GmbH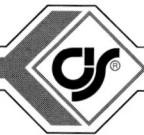

Robert-Bosch-Str. 32, 63303 Dreieich, Telefon (0 61 03) 3 40 17, Telefax 3 48 74

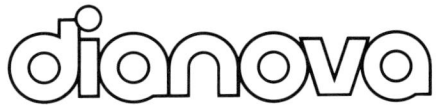

Immunhämatologie im Blickpunkt

- **Monoklonale Antikörper gegen**
  - Zelladhäsionsmoleküle
  - Aktivierungsmarker
  - insgesamt über 60 der 78 charakterisierten CD-Antigene
  - Wachstumsfaktoren und -rezeptoren
  - Cytokine
  - Onkogenprodukte u. a.

  erhältlich in lyophilisierter oder direktmarkierter Form für die Durchflußzytometrie

- **Zellseparation mittels magnetischer Partikel**

- **Molekularbiologie**
  - DNA-Sonden für sämtliche Hybridisierungstechniken
  - Primer für PCR
  - Reagenzien und Kits

- **Hochgereinigte Sekundärantikörper**
  - in über 250 Spezifitäten
  - in 9 Konjugationsformen
  - für die sensitive und hintergrundarme Detektion

Bitte fordern Sie umfassende Informationen an bei:
dianova GmbH
Postfach 10 17 05
20011 Hamburg
Telefon: (040) 32 30 74

Weil jeder Stein anders ist.
Der neue Dornier Lithotripter.

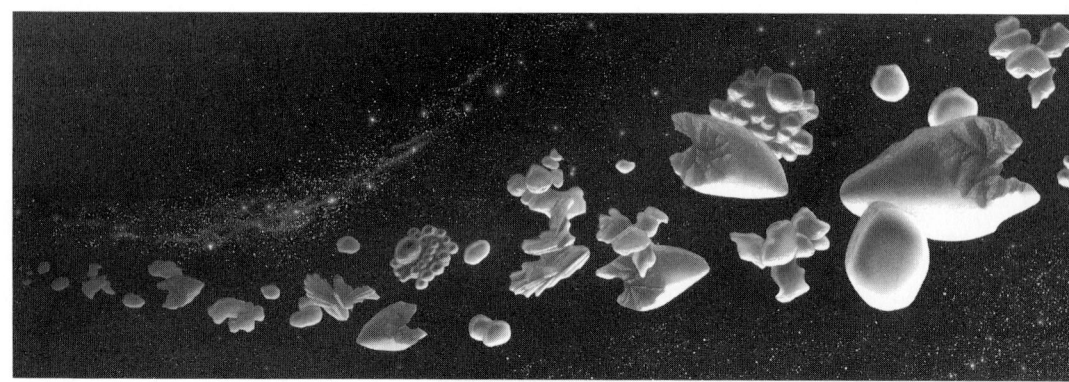

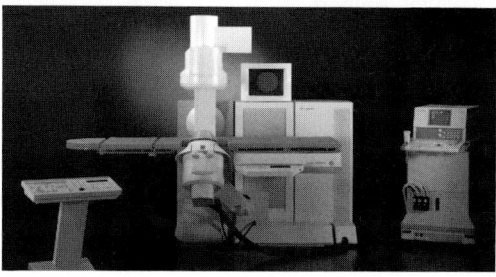

Der neue Dornier Lithotripter ist nicht nur jedem Stein, sondern auch den unterschiedlichsten Ansprüchen gewachsen. Dafür ist er modular konzipiert.

Für die Darstellung und Ortung komplizierter Steine in Behandlungsposition greifen Sie einfach auf eine integrierte 15/30- oder 50-kW-Röntgenanlage zurück. Oder Sie kontrollieren die Steinzertrümmerung im Ultraschall.

Die optimierte Stoßwellenquelle arbeitet sicher und patientenschonend. Daß Sie Ihr System außerdem für alle Anforderungen eines modernen Urotisches rüsten können, garantiert eine Vielzahl von Optionen.

Ganz gleich, für welche Ausbaustufe Sie sich jetzt entscheiden: Der neue Dornier Lithotripter bietet Ihnen eine maßgeschneiderte und wirtschaftliche Lösung.

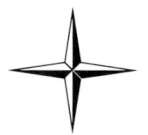

Dornier
Deutsche Aerospace

Dornier Medizintechnik GmbH

Dornier Medizintechnik GmbH
Postfach 11 28
82101 Germering
Deutschland
Tel.: (89) 8 41 08-0

Der Mensch ist ein kompliziertes Wesen, seelisch wie körperlich. Fürs eine sind die Psychiater zuständig, fürs andere die übrigen Ärzte. In der Anatomie versucht man, dem werdenden Arzt den regelhaften Bau des Körpers einzutrichtern. Die Pathologie vermittelt ihm die Kenntnis der zahlreichen Krankheiten, die sich im Organismus einnisten können. Aber auch nach dem Dritten Staatsexamen tut Weiterbildung not. Das Angebot ist vielfältig. Dazu gehört auch die sorgfältige Lektüre der klinischen Untersuchungsanträge einerseits und der Befunde des Pathologen andererseits. Erstaunlich, was man alles dazulernen kann:

NEUES AUS ANATOMIE UND PATHOLOGIE
oder
Der Mensch – ein Exempel
*der beispiellosen Geduld der Natur**

---

* Christian Morgenstern

*Untersuchungsantrag zu einem Schnellschnitt-Präparat
(Sigmatumor, Frage nach der Dignität): Erste Gehversuche eines Famulus?*

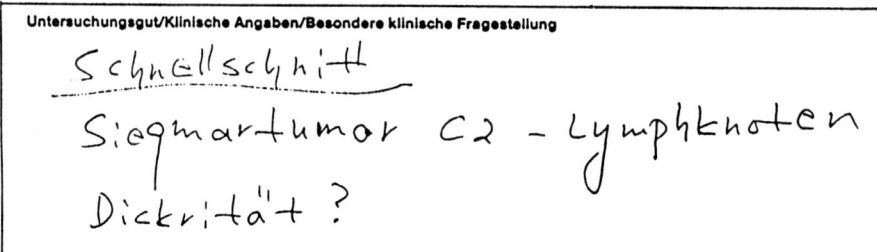

Dieser Text kann nicht ohne Kommentar bleiben:

>Mir sind von vielerlei Tumoren
>Die Eigenschaften wohlvertraut,
>Doch heut bekam ich rote Ohren,
>Als ich *den* Antrag angeschaut:
>
>Der „Siegmar-Tumor" war mir leider
>Bis heutzutage unbekannt,
>Jetzt bin ich um ein Stück gescheiter
>Und lobe Ihren Sachverstand!
>
>Auch mag ich's wenden oder drehen:
>Ich muß, verflixt und zugenäht,
>Voll Schamesröte eingestehen:
>Ich kenne keine „Dickrität"!
>
>Man lernt nie aus in seinem Leben,
>Das gilt natürlich auch für mich:
>Sie mögen bitte mir vergeben!
>Ich schäme mich auch fürchterlich!

Ein Untersuchungsantrag zu einem weiteren Schnellschnitt-Präparat enthält diese umwerfend neue Schreibweise für den Nervus accessorius:

> Untersuchungsgut
>
> Lymphknoten unmittelbar (Nerv. Ochselsorius
>
> Schnellschnitt

Was soll man da anderes sagen als dies?

    Den neuen Menschen zu entwerfen
    Mit neuen Muskeln, Adern, Nerven,
    Ist zweifellos ein hohes Ziel:
    Der neue Nerv, den Sie gefunden,
    Wirkt zwar in Tausendsteln Sekunden,
    Doch sein Verlauf ist höchst skurril:

    Fernab vom Rückenmark gelegen,
    Setzt er auf unbekannten Wegen
    Direkt das Stammhirn in Aktion:
    Schwitzt dann ein Mensch in der Axilla
    Und duftet wie ein Berg-Gorilla,
    So stoppt der Nerv die Sekretion!

    Der Mensch, man weiß, hat viele Mängel
    Und neigt begründet zu Gequengel,
    Sein Bauplan ist total verkehrt!
    Drum ist der Mensch nach *Ihrem* Schema
    Fürwahr ein hoffnungsvolles Thema –
    Des Schweißes auch der Edlen wert!

Untersuchungsantrag zu zwei Hautwarzen: Die Terminologie hat ihre Tücken, vor allem für junge Arzthelferinnen!

Untersuchungsgut / klinische Angaben

Verrucae li Schulter u. Rückenpothie

Ein wohlmeinender Kommentar erscheint angebracht:

> Was mag die junge Dame meinen,
> Die diese Zeilen niederschrieb?
> Sie ist, so will es mir erscheinen,
> Noch nicht sehr lange im Betrieb!
> „-pathie" bedeutet wörtlich „Leiden",
> Ganz gleich, an welchem Ort es sitzt,
> Dies von „-partie" zu unterscheiden,
> Ist sie noch nicht genug gewitzt –
>
> Doch dürfte es als sicher gelten:
> Bei „Party" wüßte sie Bescheid!
> Man sollte sie darum nicht schelten,
> Sie lernt es sicher mit der Zeit!

Was mag im Kopf des Schreibers dieser Zeilen vorgegangen sein?

> Untersuchungsgut/Klinische Angaben/Besondere klinische Fragestellung
> *Dornenwarze Verse*

Ich mache mir darüber meine Gedanken:

    Die Absicht hinter Ihren Zeilen
    Bemühe ich mich anzupeilen:
    Versteckt sich hinter diesem Wort
    Vielleicht nur der Entnahmeort?
    Zwar anatomisch ein Debakel,
    Phonetisch aber ohne Makel?

    Die „Dornenwarze-Verse" wären
    Jedoch auch anders zu erklären:
    Sind Sie auf den Befundbericht
    Nur in gereimter Form erpicht?

    Sie müssen schon präziser schreiben
    Um mich zum Dichten anzutreiben:
    Denn so erreicht Sie mit der Post
    Statt Poesie nur Hausmannskost!

Eine unerfahrene neue Schreibkraft des Institutes liefert beim Diktat eines immunhistochemischen Befundes (nach Pronase-Vorbehandlung) folgende bemerkenswerte neue Schreibweise:

Wir haben die Paraffinschnitte nach *pro Nase*-Vorbehandlung mit dem ER-ICA und PR-ICA untersucht. Dabei ergibt sich folgender Befund . . .

Den Brief gebe ich mit folgender Korrektur zum Ausbessern zurück:

Das ominöse Wort „pro Nase"
Begleitet uns in jeder Phase:
Pro Nase hat man einen Nabel,
Bei Tisch pro Nase eine Gabel,
Pro Nase gibt es nach der Trauung
Noch *einen* Menschen zur Erbauung.
Pro Nase stimmt man bei den Wahlen,
Pro Nase muß man Steuer zahlen.
Pro Nase trägt ein jeder schlicht
Nur eine Nase im Gesicht.

Dann gibt's die andere Pronase,
Und das ist eine Protease,
Die man beim Färben dann und wann
Mit viel Erfolg verwenden kann:
Substanzen, die uns sonst entgehen,
Sind nach Pronase gut zu sehen,
Weil mancher Stoff erst reagiert,
Wenn das Enzym ihn demaskiert!

Zwei Dinge, die zwar ähnlich klingen,
Darf man nicht durcheinanderbringen.
Drum sage ich es mit Emphase:
„Pro Nase" ist nicht gleich „Pronase"!

Beim Befunddiktat über zwei Tuben (Sterilisationsoperation) unterläuft mir am Ende ein Flüchtigkeitsfehler: Ich diagnostiziere zwei unauffällige „Samenleiter" statt zweier unauffälliger Tuben. Kommentar zu der leicht erheiterten Reklamation der Frauenklinik:

Bei den Damen gibt es Tuben,
Samenleiter bei den Buben,
Und der Kreißsaal wäre leer,
Wenn die Sache anders wär!

Doch beim eiligen Diktieren
Kann es schon einmal passieren,
Daß man, schneller als gedacht,
Aus den Damen Herren macht.

Nun: Mit einem Samenleiter
Kommt der Frauenarzt nicht weiter,
Und so stelle ich hier klar,
Daß er eine Tube war!

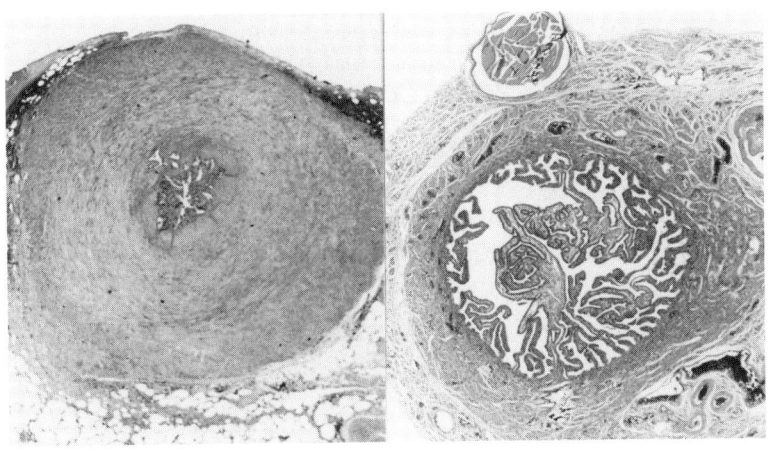

Falsch:
Samenleiter (H.E. 25 ×)

Richtig:
Tube (H.E. 8 ×)

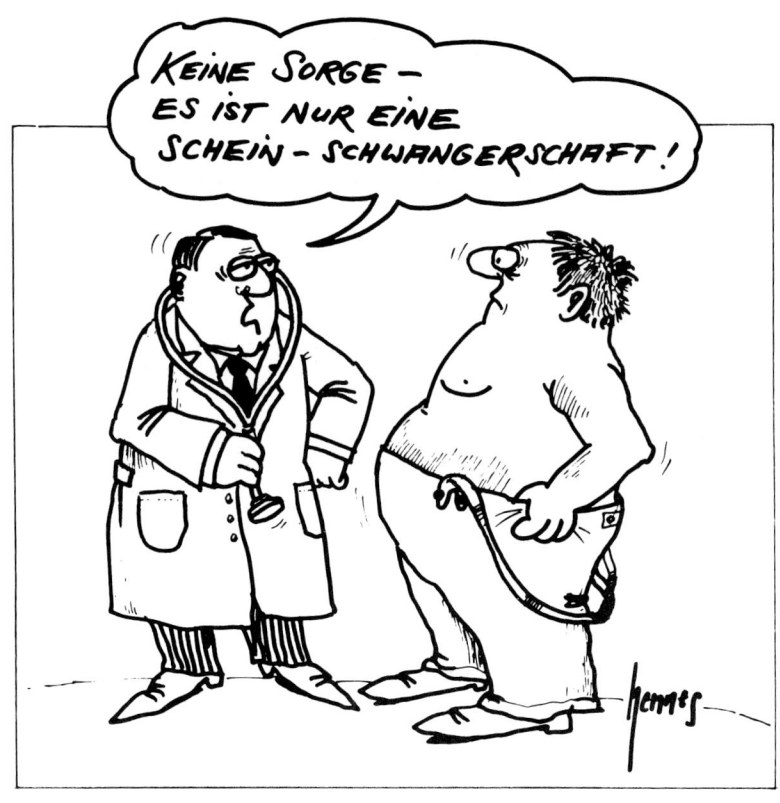

Aus: Hans Biedermann: Medizynische Heulkunde. Jungjohann, Neckarsulm-München, 1988

Jeder Pathologe – häufig Überbringer schlimmer Nachrichten und deswegen eigentlich Anwärter auf den Namen Hiob – freut sich, wenn er frohe Nachrichten übermitteln, Sorgen zerstreuen, Ängste ausräumen kann. Warum in solchen Fällen nicht auch einmal gereimte Entwarnung geben? Vor allem dann nicht, wenn ihn der Einsender dazu provoziert? Die Medizin ist ernst genug: Erheiterung hilft allen, dem Patienten, dem behandelnden Arzt, auch dem Pathologen. Auf den folgenden Seiten erwarten Sie

FROHE NACHRICHTEN
oder
*Was kündigt dieser feierliche Ernst mir an?**

---

* Schiller: Die Jungfrau von Orleans I,9 (König Karl)

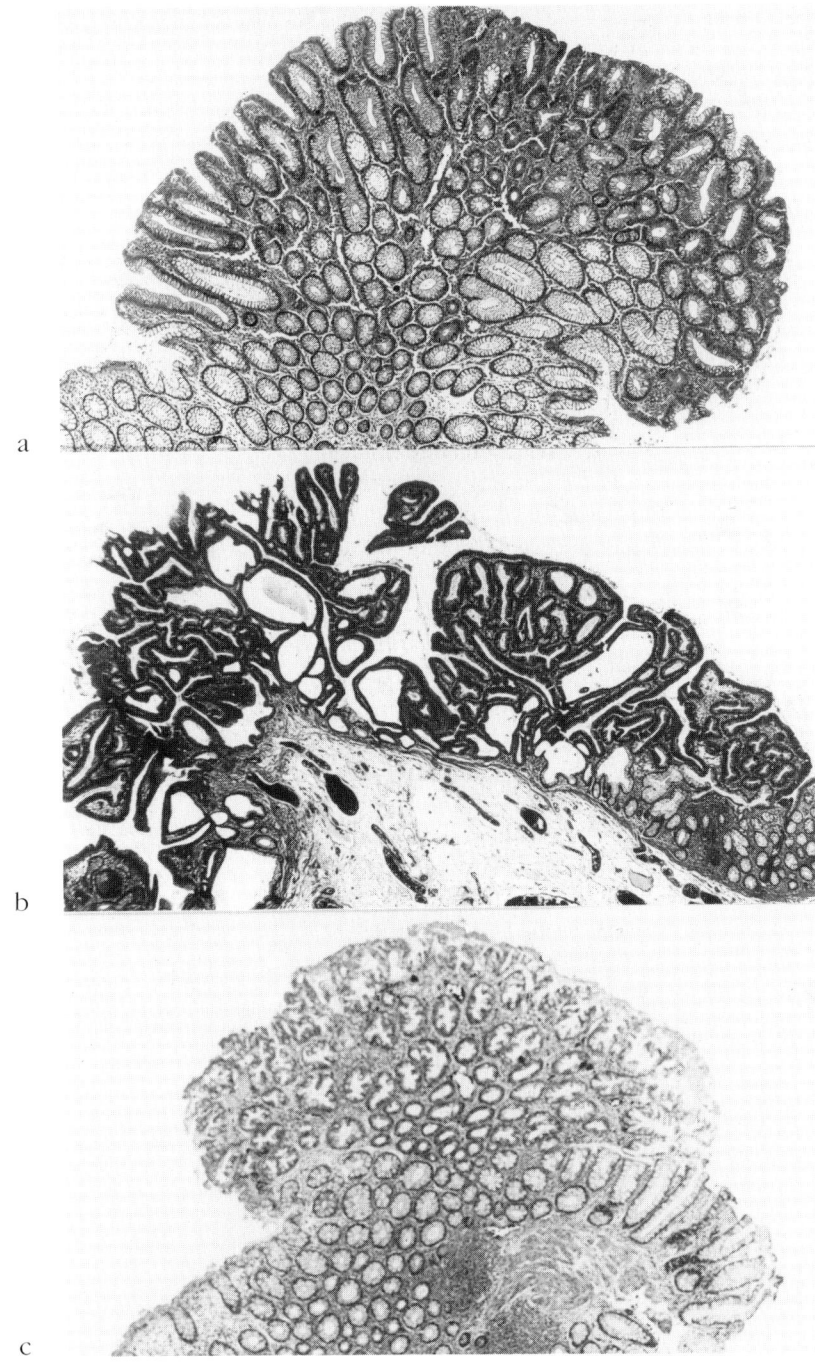

a) Tubuläres Adenom b) Tubulo-villöses Adenom
c) Metaplastischer Polyp der Kolonschleimhaut. H. E.

Bei einem Arztkollegen wird ein Adenom des Kolon entfernt. Wie erhofft, ist es benigne. Mein Kommentar:

Sie gedeihen nur im Trüben:
Daher kamen Darmpolypen
Früher kaum uns zu Gesicht –
Diese Manko ist behoben,
Denn mit langen Koloskopen
Schafft man sie ans Tageslicht!

Mögen sie in dunklen Ecken
Sich auch noch so gut verstecken,
Werden sie doch abgezwackt
Und nach Pathologen-Sitte
Dann in Form gefärbter Schnitte
Unters Mikroskop gepackt.

Dort erkennt man Adenome,
Metaplasten und Lipome,
Manchmal auch ein Hämangiom –
Doch, so kann ich froh vermelden,
Gott sei Dank nur ziemlich selten
Ein verflixtes Karzinom.

Freudig kann ich auch den Ihren
Als benigne konstatieren,
Und ich schreibe den Befund
Hiermit ohne Zögern nieder:
Harmlos war Ihr Untermieter,
Er ist weg – *Sie* sind gesund!

Statt in Ihrem Darm zu stecken
Und dort Böses auszuhecken,
Wandert er zum Nulltarif
Stracks in unsre Kellerräume,
Und dort enden seine Träume
Elend im Befund-Archiv!

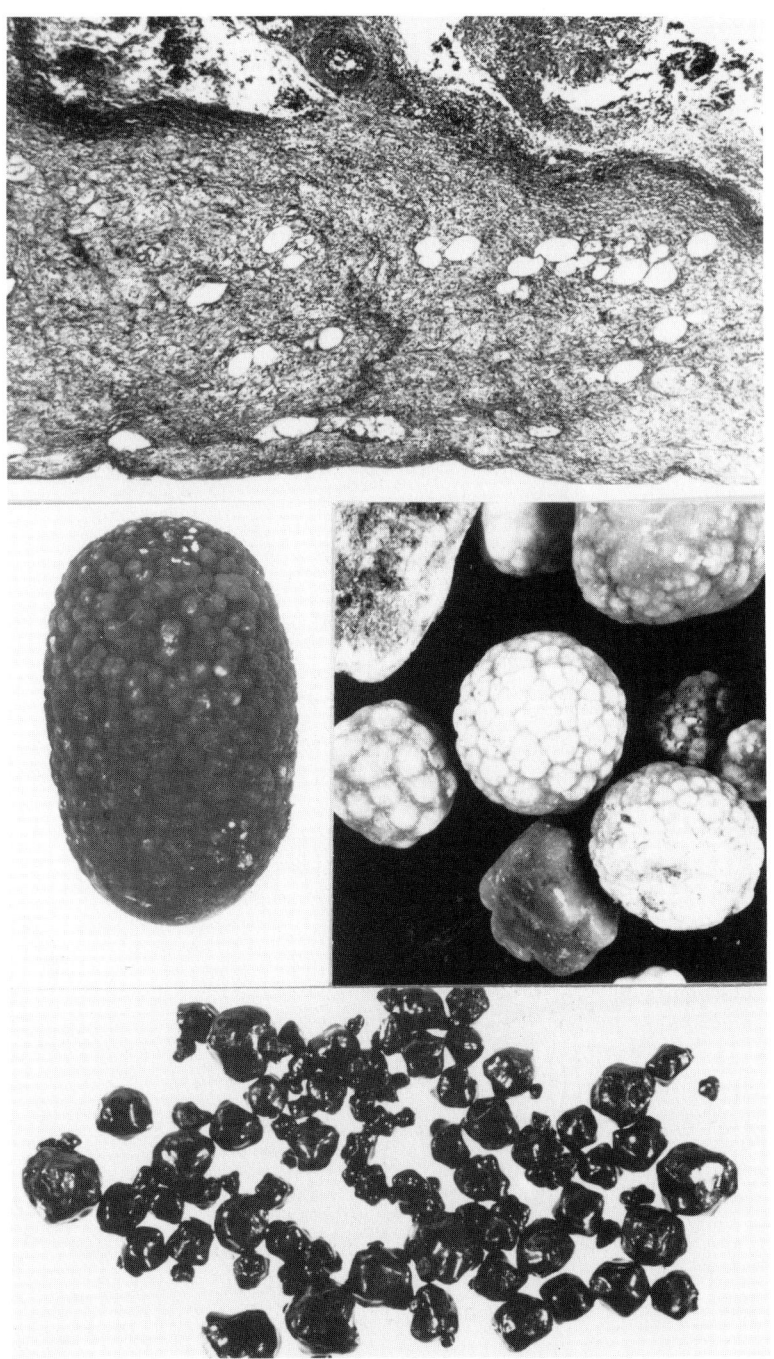

Oben: Akute ulzeröse Cholezystitis.
Mitte und unten: Verschiedene Formen von Gallensteinen.

Klinische Angaben: „91 Jahre! Gallenblasenempyem bei Lithiasis. Das war nur möglich, weil der Patient noch aus der von ihm als glücklich gepriesenen k.u.k-Zeit stammt."

Befund: Schwere unspezifische ulzeröse Cholezystitis mit granulierender und vernarbender Entzündung der tiefen Wandschichten. Cholezystolithiasis.

Gereimter Kommentar zum „provokativen" Text auf dem Antrag:

Der Name sagt es uns sogleich:
Herr Gschnitzer stammt aus Österreich:
Das k.u.k. vergaß er nie,
Gepriesen sei die Monarchie!

Zu Kaisers Zeiten schon begann,
Was man bestürzt erkennen kann:
Schlagobers im Café zu Wien
Erhöht das Blut-Cholesterin.
Auch in der Galle steigt alsbald,
Doch unbemerkt, der Fettgehalt,
Ein bißchen Kalk kommt noch hinein,
Und fertig ist der Gallenstein!

Er kratzt die Schleimhaut seinerseits,
Die reagiert auf diesen Reiz,
Indem sie zur Entzündung neigt,
Was sich zum Beispiel daran zeigt,
Daß sie, vom Blutstrom überhitzt,
Fibrin in ihre Lichtung schwitzt.
Das hat die Galle nicht so gern:
Schon bildet sich ein neuer Kern
Für einen nächsten Gallenstein.
Auch der ist anfangs klitzeklein,
Doch bleibt es leider nicht dabei:
Er wächst heran zum Hühnerei!

Und Stein auf Stein entwickelt sich,
Herr Gschnitzer leidet fürchterlich,
Doch als die Not am größten ist,
Greift der Chirurg voll Hinterlist

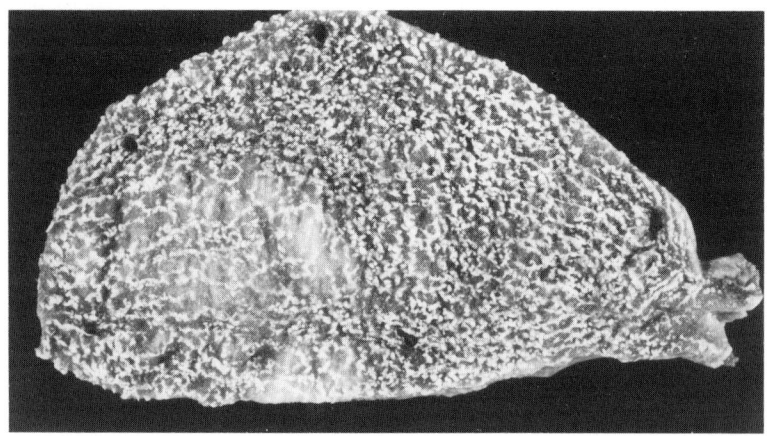

Eröffnete Gallenblase (OP-Präparat): Cholesteatose (Cholesterose, Stippchen-Gallenblase) mit fleckiger und streifiger gelber Schleimhautzeichnung.

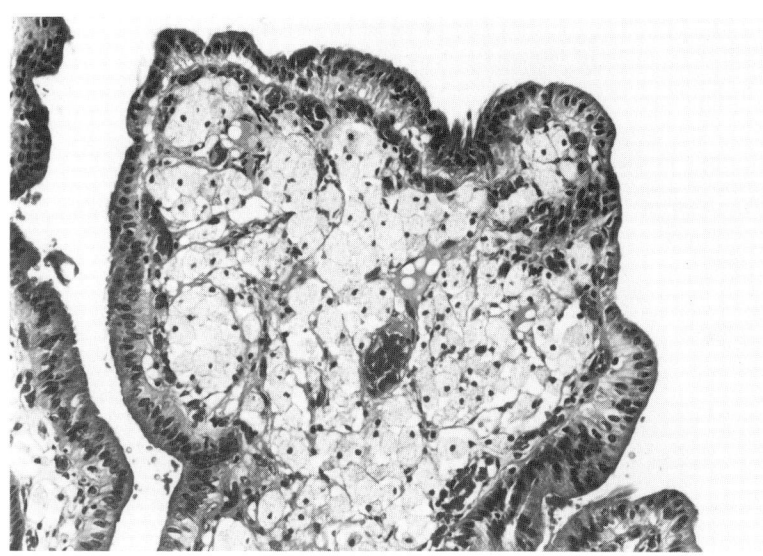

Cholesteatose der Gallenblasenschleimhaut: Lipidgefüllte Makrophagen im Schleimhautstroma. H.E.

Zum Messer und Drainageschlauch
Und holt die Steine aus dem Bauch.
Die Gallenblase, nichts mehr wert,
Entfernt er mit als Krankheitsherd.
Das Resultat: Zur rechten Zeit
Ist der Patient von ihr befreit,
Er schwärmt in aller Zukunft nur
Von der St. Josefs-Gallenkur
Und strebt in aller Seelenruh
Dem hundertsten Geburtstag zu!

NACHTRAG:
Anmerkungen zur Cholesterose der Gallenblasenschleimhaut

Die Schleimhautschicht der Gallenblase
Zeigt manches Mal im Übermaße
(Bisweilen auch in tiefen Lagen)
Lipidgefüllte Makrophagen.
Das Fett stammt auch in diesem Falle
(Wie bei den Steinen) aus der Galle,
Doch dringt es statt in einen Stein
Von innen in die Schleimhaut ein
Und wird in wahren Freßexzessen
Von Makrophagen aufgefressen.
Vom vielen Fett, das in ihr steckt,
Ist die Mukosa gelb gefleckt,
Und auch ein Netz aus gelben Streifen
Läßt sich in dieser Form begreifen.

Wie heißt die rechte Diagnose?
Sie lautet „Cholesteatose",
Im Deutschen gilt dafür das Wort
Der „Stippchen-Gallenblase" fort.

Beim Anblick solcher gelber Flecken
Muß man beileibe nicht erschrecken:
Die Schleimhaut-Cholesteatose
Trübt nie und nimmer die Prognose!

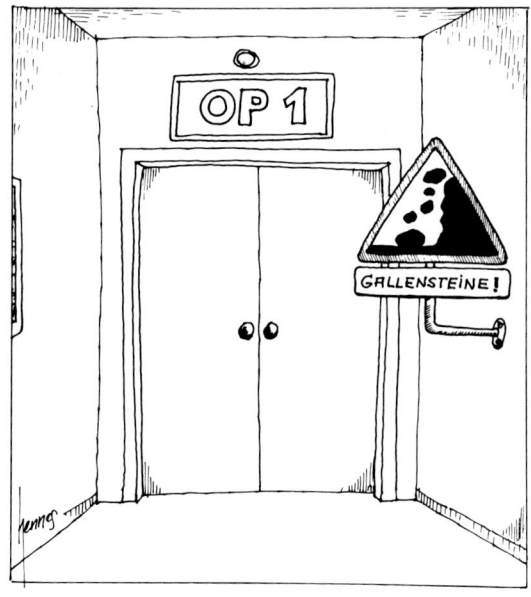

Aus Hans Biedermann: Medizynische Heulkunde. Jungjohann, Neckarsulm-München, 1988

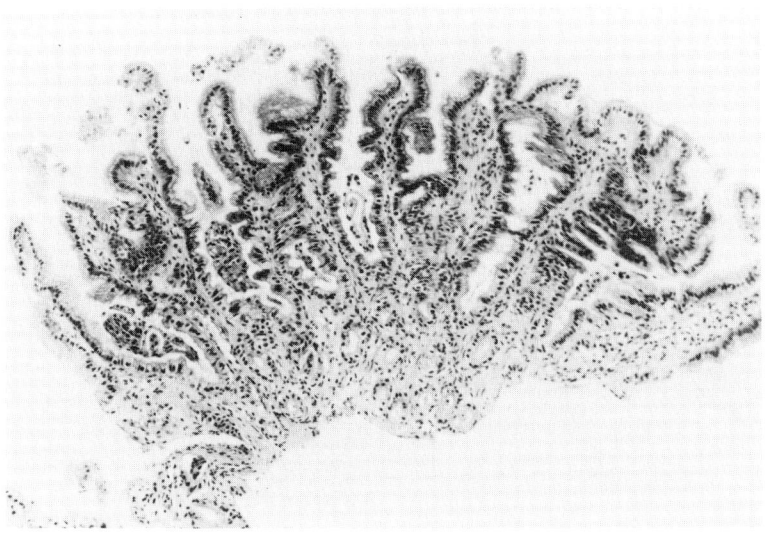

Foveoläre Hyperplasie der Antrumschleimhaut. H.E.

Zwei Jahre später erhalte ich vom gleichen Patienten – dieses Mal aus der Medizinischen Klinik des St. Josefs-Krankenhauses – eine Magenschleimhaut-Biopsie. Sie zeigt nur eine foveoläre Hyperplasie. Natürlich ist bei der bekannten Anamnese wieder ein gereimter Befund fällig:

Bei obigem Patienten-Namen
Erbat ich gleich von meinen Damen
Den früheren Befundbericht –
Kam der nicht damals als Gedicht?
Und siehe da: Es hat gestimmt,
Was mich in die Verpflichtung nimmt,
Erneut den Pegasus zu quälen,
Statt schlichten Prosatext zu wählen!

Die Antrumschleimhaut ist phantastisch:
Zwar sind die Grübchen hyperplastisch,
Doch ohne Epitheldefekt,
Nichts Arges, was dahinter steckt!
Ganz harmlos der Gewebscharakter,
Es fehlt sogar Helicobacter!

Wie einstmals bei den Gallensteinen,
Will es mir heute wieder scheinen:
Herr Gschnitzer, als gesunder Mann,
Peilt seinen hundertsten jetzt an
Und wird derweil aus guten Gründen
Auch weiterhin Ihr Lob verkünden!

Darmresektion wegen Fremdkörper-Perforation. Der in der Bauchhöhle angetroffene Fremdkörper ist weder vom Chirurgen noch vom Pathologen eindeutig als Gräte oder kleines Knochenfragment zu erkennen. Auch die Histologie läßt im Stich:

Ich offenbare unumwunden:
Was Sie im Bauchraum vorgefunden,
Erwischt mich auf dem falschen Bein:
Ob Gräte oder ob Sequester,
Lernt man als jüngeres Semester,
Und heute fällt mir nichts mehr ein!

Doch bei der nächsten Bachforelle
Bin ich mit Formalin zur Stelle
Und schaue mir die Gräten an:
Dann wird das Urteil ausgesprochen,
Ob Gräte oder Hühnerknochen,
Weil ich inzwischen üben kann.

Weit gefehlt: Nach einigen Wochen schließe ich den Fall mit folgendem unbefriedigendem Resultat ab:

Sequester oder Schellfisch-Gräte?
Verheilt sind längst die Bauchwandnähte,
Und das Problem ist ungeklärt.
Doch habe ich es nicht vergessen:
Ein Kabeljau vom Klinikessen
Hat eine Gräte mir beschert.

Der Forschung hab ich sie gerettet,
Fixiert, entkalkt und eingebettet
Und unterm Mikroskop genau
Verglichen die gefärbten Schnitte
Des Teiles aus der Leibesmitte
Mit jenen von dem Kabeljau.

Der erstere sieht aus wie Knochen,
Doch nahm das Braten oder Kochen
Ihm jede Form von Lebensglanz.
Und auch die Gräte aus dem Fische
Entbehrt der jugendlichen Frische:
Man sieht nur blasse Grundsubstanz!

Was Sie im Bauchraum angetroffen,
Läßt somit alle Fragen offen:
Ist's Gräte oder Hühnerbein?
Was soll ich sonst noch dazu sagen?
Die Wissenschaft klärt viele Fragen,
Doch manchmal läßt sie uns allein!

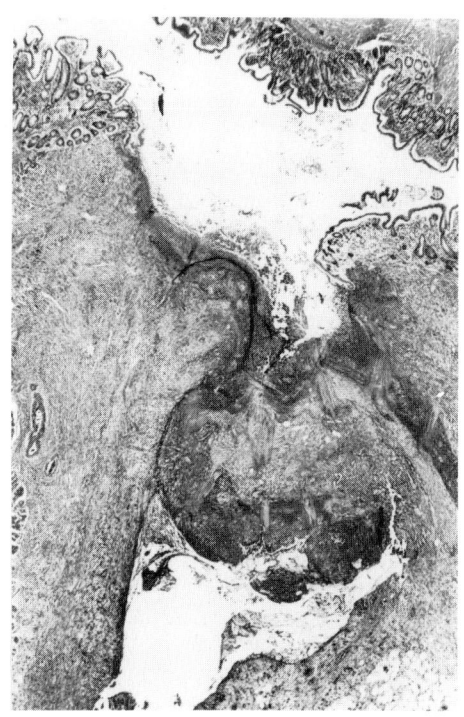

Ileum-Perforation durch Fremdkörper (Fischgräte). Blut und entzündliches Exsudat im Perforationskanal. H.E.

Drei Befunde für einen Gynäkologen, der selbst auf seinen Untersuchungs-
anträgen den Pegasus reitet und Gereimtes als Antwort erwartet:

Befund 1
Unauffälliges Zervixabradat, Endometrium im 1. Teil der Sekretionsphase, kleiner
Korpusschleimhautpolyp

> Das Zervixabradat ist spärlich,
> Doch, Gott sei Dank, ganz ungefährlich:
> Man sieht nur Epithel und Schleim,
> Und damit endet dieser Reim.
>
> Das Abradat ist unauffällig:
> Die Drüsen, sie verlaufen wellig
> Und bilden nur basal Sekret,
> Grad, wie's im Buch zu lesen steht
> Als Sekretion im ersten Teil.
> Kurzum: Das Schleimhautbild ist heil,
> Doch sieht man als Spezialbefund
> Noch ein Polypchen, kugelrund,
> Das nur fünf Millimeter mißt
> Und ebenfalls ganz harmlos ist.

Befund 2
OP-Präparat einer einkammrigen simplen Ovarialzyste

> Ich sitze vor der alten Zyste
> Und denke mir: Wenn ich nur wüßte,
> Wie ich das Ding benennen soll!
> Man hat nichts Rechtes in den Händen
> Bei den paar Zellen auf den Wänden,
> Doch schreibe ich ins Protokoll:
> Es läßt sich zweifelsfrei belegen,
> Kein Anlaß, um sich aufzuregen:
> Maligne ist sie sicher nicht!
> Drum schließe ich mit besten Grüßen
> Und keineswegs mit kalten Füßen
> Den hochdramatischen Bericht!

Befund 3
Unauffälliges Zervixabradat, atrophisches Endometrium, kleines submuköses Leiomyom im Abradat

Ein Knoten steckt im Uterus,
Ein Ding, das man entfernen muß,
Sonst drohen manchmal graue Wolken!
Herr Doktor Meier kennt die Folgen
Und greift aus diesem Grund behend
Zu seinem Schabe-Instrument.

Noch ist die Dignität verschwommen,
Drum wird, was er dem Leib entnommen,
Dem Pathologen anvertraut:
Ob sich da was zusammenbraut.
Dabei, im Paraffin versteckt,
Wird ein Myom von ihm entdeckt.
Doch zeigt es keine schlimmen Zeichen,
Weswegen alle Sorgen weichen.
Auch Doktor Meier glücklich strahlt
(Vorausgesetzt, Frau Müller zahlt!).

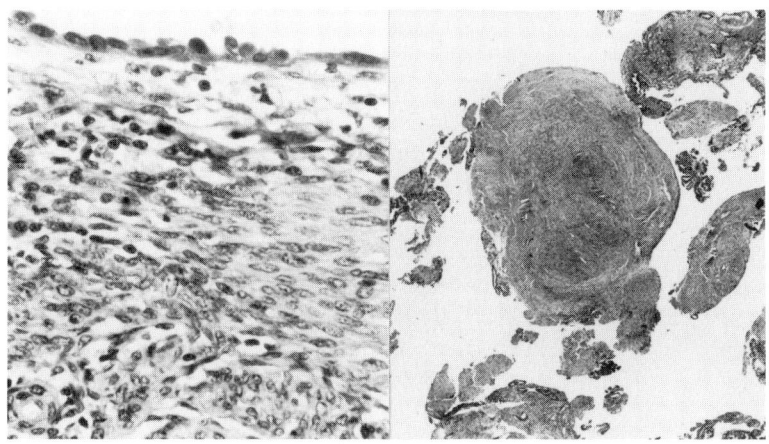

a) Innenwand der simplen Ovarialzyste mit flachem einschichtigem Epithelbelag.
b) Submuköses Leiomyom im Korpusabradat. H.E.

Akute massive intestinale Blutung bei einem 7j. Jungen. Szintigraphisch wird als Blutungsquelle ein Meckelsches Divertikel geortet und reseziert. Die Blutung steht. Histologisch findet sich zunächst nur eine heterotope Magenschleimhautinsel. Erst in Stufenschnitten ergibt sich ein muskelstarkes arterielles Gefäß in der Submukosa, das durch eine flache Ulzeration der Schleimhaut vom Ileumtyp arrodiert ist. Diagnose: Exulceratio simplex Dieulafoy in einem Meckelschen Divertikel.

Bei diesem Meckel-Divertikel
Gab niemand einen blanken Nickel,
Daß seine Wandung einwandfrei
Die wahre Blutungsquelle sei.
Dystope Magenschleimhaut nur,
Kein Ulkus mit Gefäßruptur!

Doch pflegt man in dergleichen Fällen
Stets Stufenschnitte herzustellen.
Gesagt, getan, hier der Befund:
Wir haben a) den Ulkusgrund
Und b) auch den Arterienast
Nun endlich zweifelsfrei erfaßt.
Das Magenschleimhaut-Areal
Ist allerdings total normal,
Die Schleimhaut zählt zum Ileum,
Und jeder fragt sich da: warum?

Wie heißt das Krankheitsbild? Voilà:
Exulceratio Dieulafoy!
Ein muskelstarkes Blutgefäß
Verhält sich nicht der Norm gemäß!
Gewöhnlich trifft man es im Magen,
Es dringt durch alle Muskellagen
Von außen bis zur Schleimhautschicht
Und bildet eine Schleife dicht
Unterhalb der Oberfläche.
Da liegt der Grund für seine Schwäche!
Denn wenn die Schleimhaut erodiert
(Wodurch auch immer dies passiert:
Durch H.pylori, durch Pepsin,
Durch Mittel wie das Aspirin)

Folgt eine schwere Blutung meist,
Weil die Arterienwand zerreißt!
Solch fehlgebildete Arterien
Trifft man in Magenblutungs-Serien
Als nachweisbare Blutungsquelle
In etwa 2 Prozent der Fälle.

Nur selten werden sie gefunden
Im Magendarmtrakt weiter unten.
Sie kommen hin und wieder vor
Im Duodenum-Dünndarm-Rohr,
Auch dort als Quelle einer Blutung,
Begründet ist drum die Vermutung,
Daß wir im „Meckel" dieses Knaben
Das gleiche Übel vor uns haben!
Kein Zweifel mehr, der an mir nagt:
Der Sachverhalt ist abgehakt!

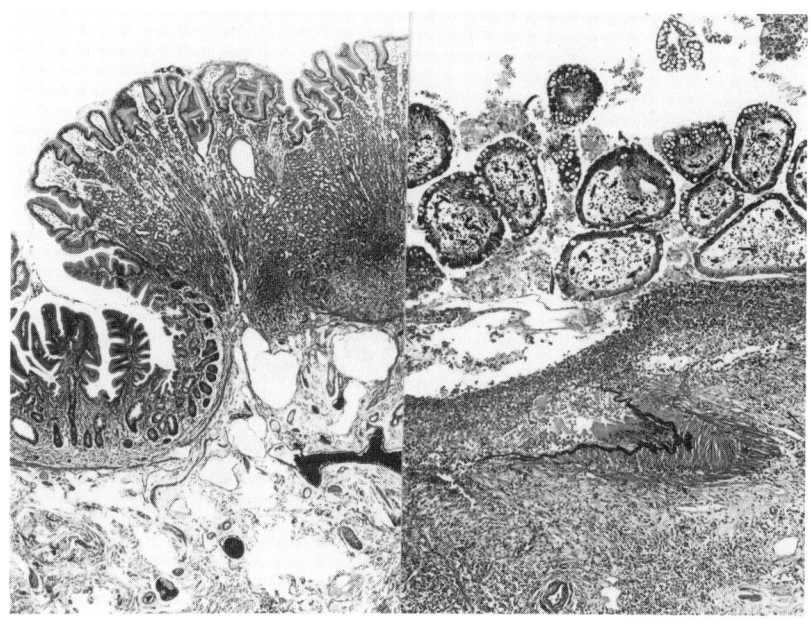

Ausschnitt aus der Divertikelwand mit heterotoper Korpusschleimhaut des Magens (a) und flachem Ulkus der Ileumschleimhaut mit Arterien-Arrosion (b).
a) H.E. b) H.E.-Elastika

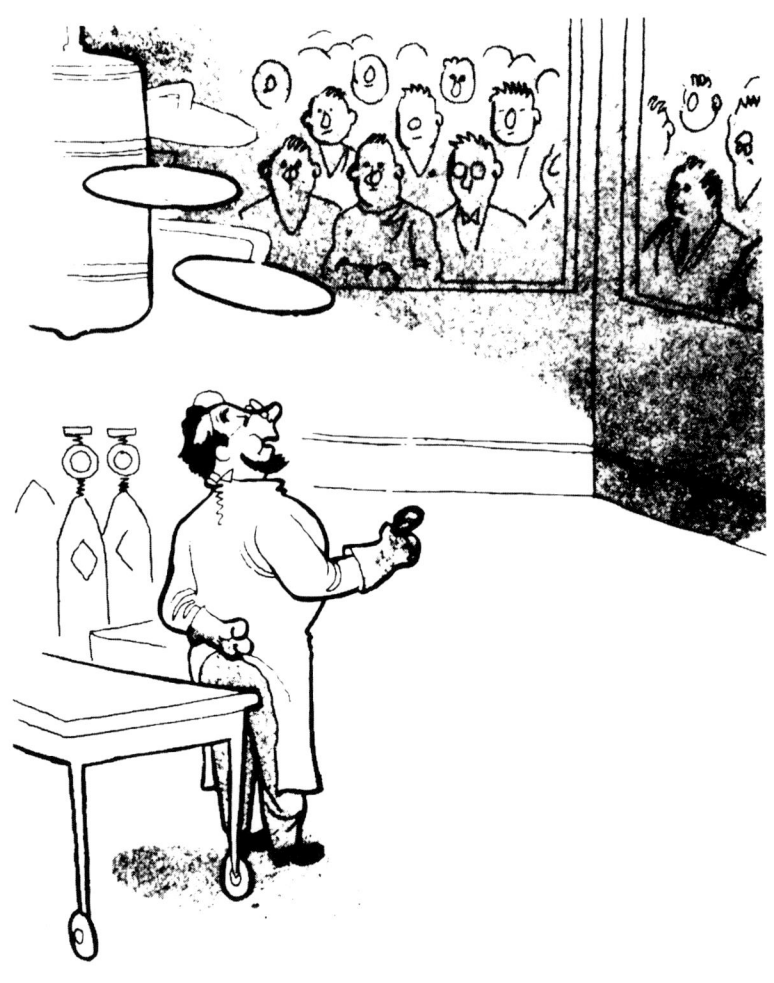

„Und dann sagen Sie dem Patienten immer, es war der übelste Blinddarm, den Sie je herausgenommen haben."

L. Lariar: Aus Bed and Bored.
Aus: Helmut Vogt: Medizinische Karikaturen von 1800 bis zur Gegenwart. J. F. Lehmann, München, 1980

Kein Gesetz verbietet, Vorlesungen in Reimform zu halten. Nur der Inhalt muß stimmen, und es werden mehr als drei Hörer im Saal erwartet. Allerdings erfordern gereimte Vorlesungen für die Vorbereitung mehr Zeit als üblich. Sie eignen sich daher allenfalls für besondere Anlässe und hohe Feiertage, etwa für den Rosenmontag. An solchen Tagen pflegen die Studenten aber den Hörsaal zu meiden, und die Manuskripte drohen in der Schublade zu versauern. Einige von ihnen entreiße ich hiermit dem Vergessen.:

UNGEHALTENE VORLESUNGEN
oder
Jeder Weg zum rechten Zwecke
Ist auch recht in jeder Strecke*

---

* Goethe: Zahme Xenien, IV

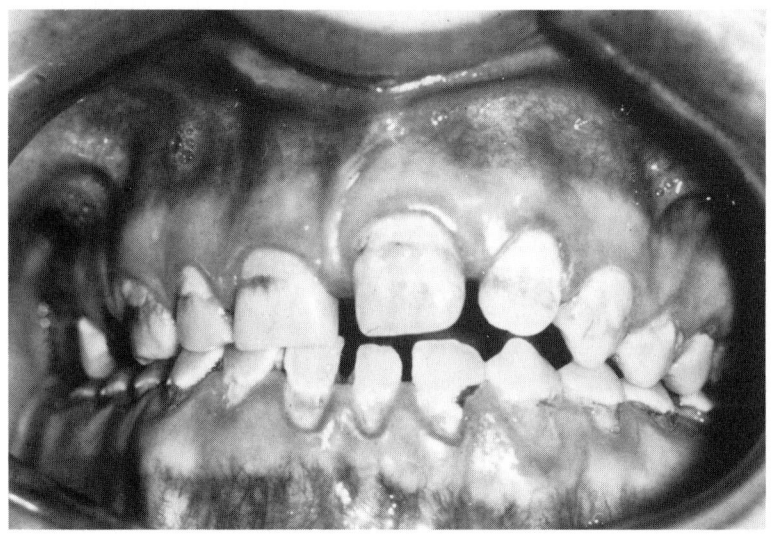

Permanentes Gebiß mit zahlreichen kariösen Defekten. Die hellen Flecken am Zahnhals entsprechen massiven Entkalkungen des Zahnschmelzes. Im OK-Seitenzahnbereich kariöse Defekte. An den Zahnhälsen im UK sind bereits natürliche Kavitäten entstanden.

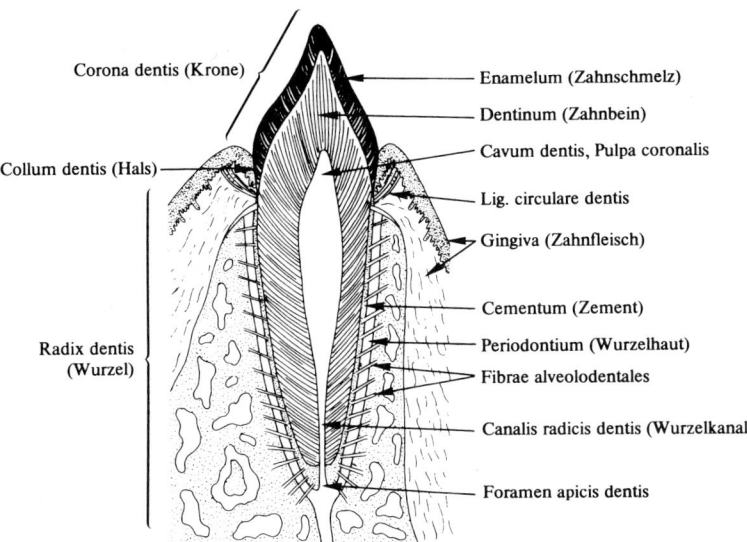

Längsschnitt durch einen Schneidezahn (aus: Moll K-J, Lukoschus M: GK-Katalog-orientierter Anatomie-Atlas. Jungjohann, Neckarsulm, 1985, S. 228).

KARIES
oder
*Zur Suppe braucht man keine Zähne**

Karies (vulgo: Loch im Zahn)
Hat's der Menschheit angetan:
Alle Völker, alle Rassen,
Menschen aller Altersklassen,
Dünne, Dicke, Arme, Reiche,
Alle haben sie das Gleiche,
Nämlich in den Zähnen Löcher,
Große, kleine, noch und nöcher.

In der Bundesrepublik
Kommt es ganz besonders dick:
Von dem Volk, das sie bewohnt,
Ist nur ein Promille verschont –
Jeder tausendste, nicht mehr!
Dadurch sind die Kassen leer,
Denn die Zähne mit den Scharten
Kosten Jahr für Jahr Milliarden!

Man versteht die Karies nur,
Kennt man die Normalstruktur
Unsrer zweiunddreißig Zähne,
Die ich daher kurz erwähne:

Sie bestehen aus drei Zonen:
Wurzeln, Hälsen und den Kronen.
Hals und Wurzel sind versteckt,
Von der Gingiva bedeckt.
Sichtbar ist allein die Krone –
Sozusagen „oben ohne".

Auf der *Krone*, hart wie Fels,
Sitzt als Hartsubstanz der *Schmelz*.
In prismatischen Figuren
Sieht man ihn in Schraubentouren

---

* Sprichwort

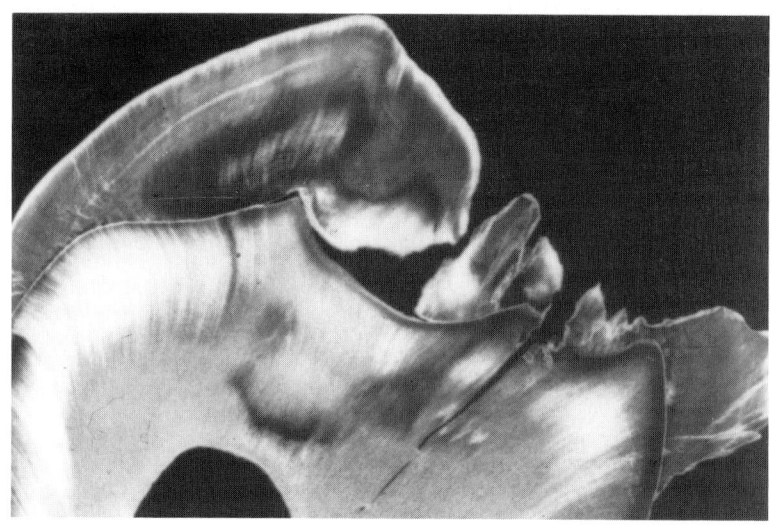

Schliffbild eines kariösen Zahnes im Polarisationsmikroskop. Linker Höcker noch weitgehend intakt. Rechter Höcker weitgehend zerstört. Die Karies unterminiert den Schmelz und dringt entlang den Dentinkanälchen in Richtung Pulpa vor. Schmelzprismen (leicht S-förmig verlaufende Streifen) und Dentinkanälchen sind gut erkennbar.

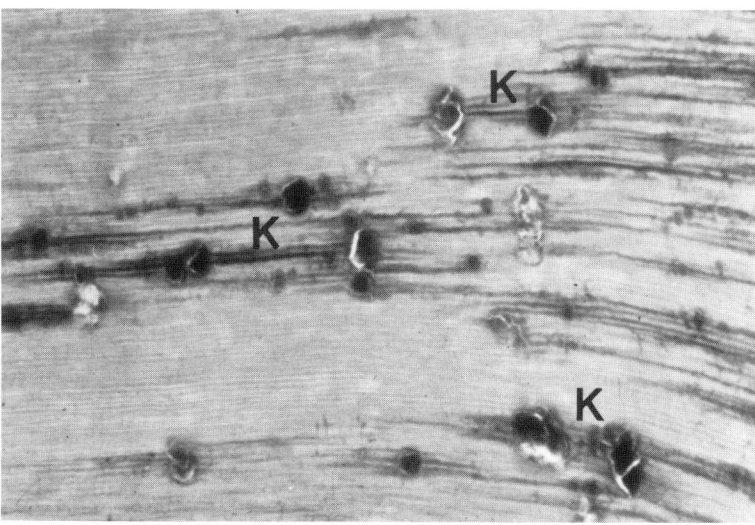

Schnitt durch kariöses Dentin. Bakterienausbreitung entlang den Dentinkanälchen (dunkle Streifen). Rosenkranzform der Karies mit kleinen hintereinander aufgereihten Kavernen (K).

Von der Grenze zum Dentin
Hin zur Oberfläche ziehn.

Als spezielle Form von Knochen
Wird das *Zahnbein* angesprochen,
Das den Zahn als Ganzes stützt
Und die Pulpahöhle schützt.

Das *Cement* der Halsregion
Tritt als Partner in Funktion
Für die Alveolenwand:
Zwischen beiden ausgespannt
Als ein Polster, wenn man kaut,
Findet sich die *Wurzelhaut*.

Durch die Wurzelspitze treten
Lange dünne Nervenfäden
Mit Gefäßen im Verein
In die Pulpahöhle ein.
Dort, wie von Beton umgeben,
Führt der Zahn sein Innenleben,
Was man spätestens begreift,
Wenn der Zahnarzt ihn beschleift!

Schrecklich wird der Zahn verschandelt,
Maltraitiert und umgewandelt
Und am Ende abgewrackt,
Wenn die Karies ihn packt:

Durch die sogenannten *Plaques*
Kriegt er seinen ersten Knacks:
Langsam, aber sicher schwächen
Sie die harten Oberflächen.
Keime sind darin enthalten,
Welche Mehl und Zucker spalten –
Säuren, die dabei entstehen,
Aggravieren das Geschehen,
Denn sie rücken jetzt dem Schmelz
Per Entkalkung auf den Pelz:
Wo die Mineralien schwinden,
Ist verfärbter Schmelz zu finden.

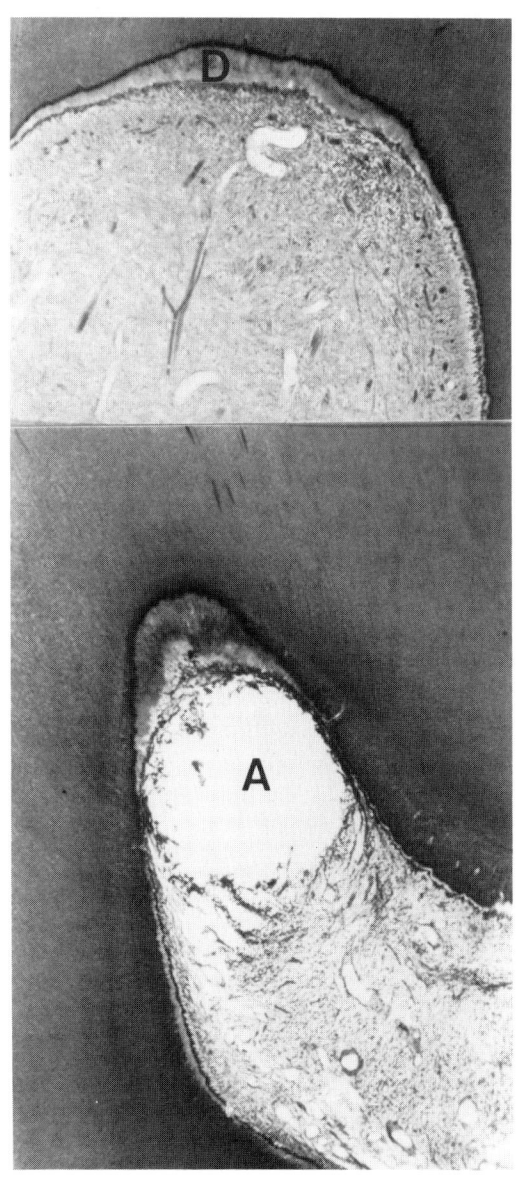

Oben: Kronenpulpa eines kariösen Zahnes. Oben sekundäres Dentin (D), das unterhalb der dunklen Linie in Richtung Pulpa angelagert ist. Hyperämie der weitgestellten dunklen Kapillaren.
Unten: Pulpenhorn mit sekundärer Dentinbildung (oben). Darunter kleiner Abszeß (A) (bei der Präparation weitgehend herausgefallen), Weitgestellte Kapillaren.

Erstens wird er kreidebleich
Und zum zweiten butterweich.
Dieses *Karies-Initial*
Äußert sich als ein Kanal
Oder als ein Mikrokrater
In dem harten Zahnschmelz-Quader.

Zwischen den zerstörten Prismen
Dringen Mikroorganismen
– Nur auf Aggression erpicht –
Tief bis in die Zahnbein-Schicht.
Weil sie dort den Kalk entfernen,
Gibt es *Karies-Kavernen,*
Rings von Schutz-Dentin umhüllt
Und mit Detritus gefüllt.
Diese gilt es auszubohren,
Denn sonst ist der Zahn verloren!
Feigheit fordert ihren Lohn
Andernfalls per Extraktion!

Schmerzen drohen dem Patienten
Einmal durch die Nervenenden,
Die in dünnen Zahnbein-Poren
Bei der Karies rumoren.
Andrerseits tritt schlimme Pein
Ganz besonders heftig ein,
Bricht die Karies am Ende
Durch die Pulpahöhlen-Wände:
Schon das *Initialödem*
Macht den Zustand unbequem,
Denn die Nervenkompression
Führt zu übler Sensation.
Später kommt es zur *Phlegmone,*
Zu *Abszessen,* und als Krone
Wird dem Ganzen dann zuletzt
Die *Gangrän* noch aufgesetzt!

So ein rechter Pulpaschmerz
Treibt den Kranken deckenwärts,
Macht ihm eine dicke Wange –
Und dann hilft allein die Zange!

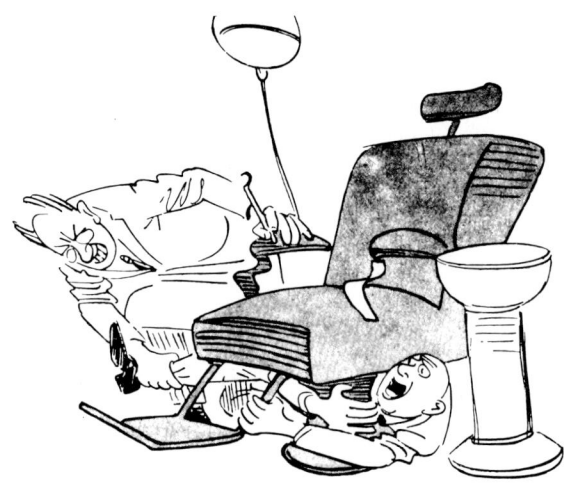

Der Zahnarzt (Karikatur von Franziska Bilek, Abendzeitung München 204, 1956, aus: E. Heinrich: Der Zahnarzt in der Karikatur. J. F. Lehmann, München, 1963)

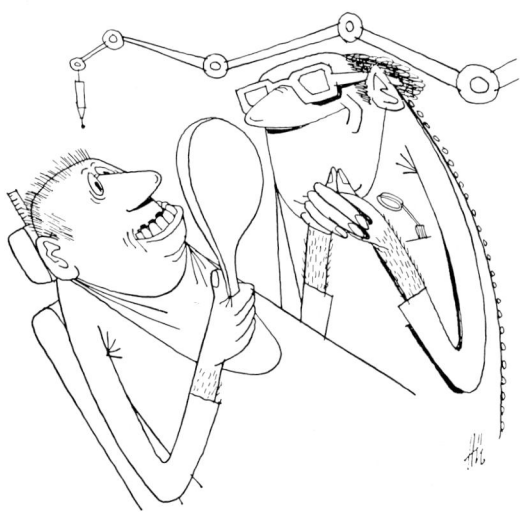

Karikatur von Ernst Hürlimann aus „Pillenfieber. Die Karikatur in der Medizin". Rosenheimer Verlagshaus, 2. Auflage, Rosenheim, 1985

Nur perfekte Mundhygiene
Hindert solche Trauerszene
Und bewahrt Dein Prachtgebiß
Vor dergleichen Ärgernis!
Allzu viele Süßigkeiten
Sollte man bewußt vermeiden,
Häufig seine Zähne putzen –
Alles dies zum eignen Nutzen!

Gänzlich unbesorgt und cool
Steigst Du auf den Zahnarzt-Stuhl
Und entsprichst mit solchen Zähnen
Auch den Kostendämpfungs-Plänen!

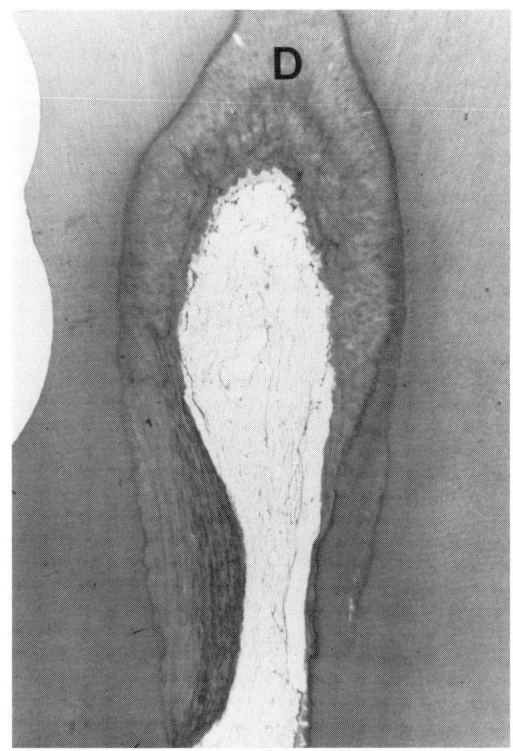

Kronenpulpa eines einwurzeligen Zahnes mit massiver sekundärer Dentinbildung (D). Ödem und gefäßarmes Bindegewebe in der Pulpa.

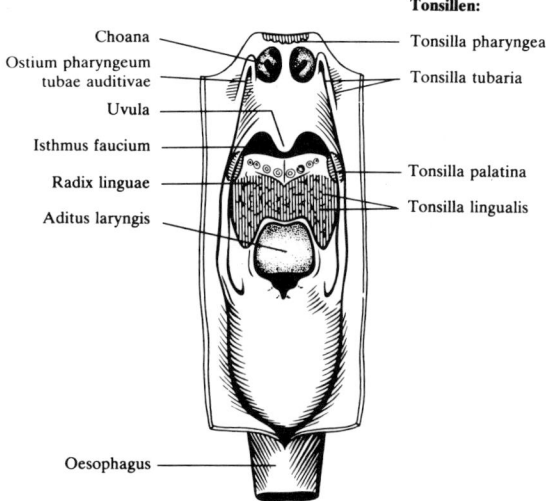

Waldeyerscher Rachenring (Einblick von hinten auf Kehlkopf und Rachen). Tonsilla tubaria = Seitenstränge (aus: Rohen JW: Funktionelle Anatomie des Menschen, 6. Auflage, Schattauer, Stuttgart, 1990)

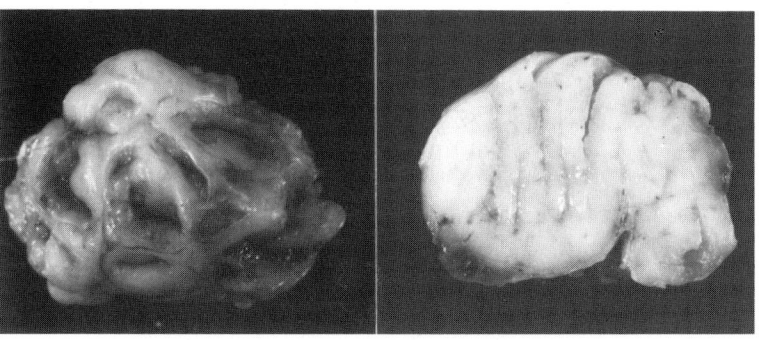

Chronische Tonsillitis palatina mit zerklüfteten und erweiterten Krypten.
a) Aufsicht b) Schnittfläche

TONSILLITIS
oder
*Getrennt marschieren – vereint schlagen**

Vier Mandeln sind es, die den Rachen
Und damit das Entrée bewachen,
Das Noxen aus der Außenwelt
Wortwörtlich uns vom Halse hält:

Die erste sitzt am Zungengrund
– Am Übergang vom Mund zum Schlund –
Weswegen man sie konsequent
„*Tonsilla lingualis*" nennt.

Die zweite Mandel und die dritte
Befinden beidseits sich der Mitte
Zur rechten und zur linken Hand
An unsrer Rachenhinterwand.
Schwillt die *Tonsilla palatina*
So heißt das Krankheitsbild „*Angina*".

Die Nummer vier, gleich nach der Nase,
Behütet dort die Atmungsstraße
Und wird nach Lage kurzerhand
Als die „*pharyngica*" benannt.
Als zweiter Terminus ist auch
„*Adenoide*" in Gebrauch.

Dann gibt's, in variabler Länge,
Im Pharynx noch die *Seitenstränge:*
Man kann sie zu den Mandeln zählen,
Auch wenn bestimmte Dinge fehlen,
Zum Beispiel der kompakte Bau –
So nimmt es mancher ganz genau
Und rechnet sie nach seinem Willen
Nicht zu der Gruppe der Tonsillen.

---

* Moltke: Militärische Werke, 2,2,165

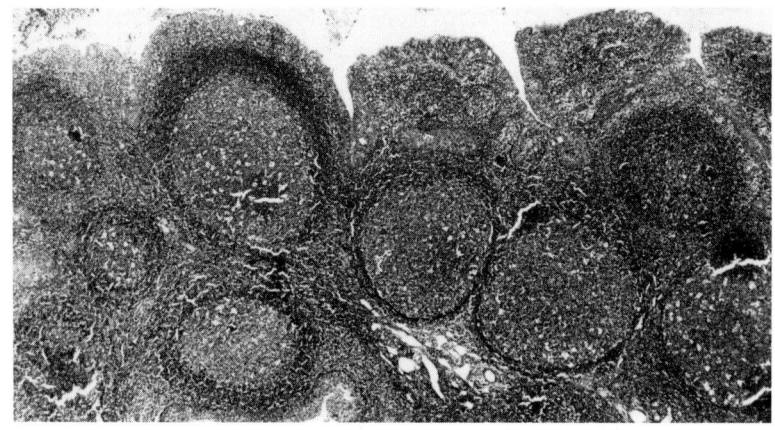

Mikroskopischer Aufbau einer Rachenmandel. Die Oberfläche zeigt plumpe Falten, die wie die Krypten der Gaumenmandeln der Oberflächenvergrößerung dienen. H.E.

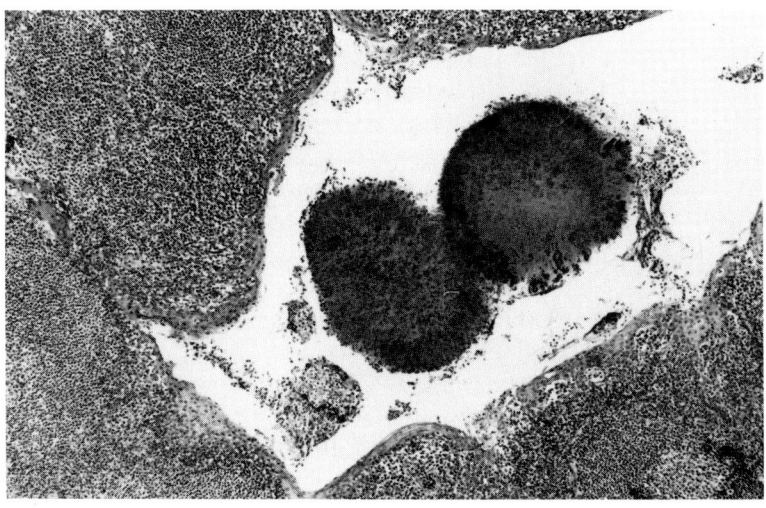

Actinomycesdrusen (kulturell meist Act. israeli) in einer erweiterten Krypte einer Gaumenmandel. Keine entzündliche Reaktion. H.E.

Weil sich die großen und die kleinen
Tonsillen zum System vereinen,
Entsteht ein wahres Superding,
Der *Waldeyersche Rachenring* –
Ein Bollwerk in der Abwehrschlacht,
Das aus Erregern Kleinholz macht,
Weil die Tonsillen die Bazillen
Und Viren ohne Gnade killen!
(Doch in den Krypten ist bisweilen
Actinomyces anzupeilen,
Der Strahlenpilz, apathogen,
Ist drum als harmlos anzusehn:
Als Untermieter akzeptiert,
Wird er vom Körper toleriert).

Ich will das Bauprinzip der Mandeln
In ein paar Sätzen nur behandeln.
Es ist bei den Adenoiden
Und Gaumenmandeln leicht verschieden:
Die ersteren besitzen Falten
(Meist hoch bei Jungen, flach bei Alten),
Den zweiten sind die Krypten eigen,
Die leider zur Entzündung neigen,
Und so entstehn aus seichten Buchten
Oft tiefe und verzweigte Schluchten.

Der Zweck der Krypten und der Falten?
Nicht nur die Fläche zu erhalten,
Die sich, vom Epithel bedeckt,
Zur Schleimhautseite hin erstreckt –
Nein, sie vergrößern so im Ganzen
Die Austauschfläche für Substanzen,
Die das Gewebe resorbiert
Beziehungsweise sezerniert.

Die zweite strukturelle Strebe
Ist das lymphatische Gewebe:
Die Lymphozyten, die dort sitzen,
Passieren jene feinsten Ritzen,
Die wie mit zarten Spinnennetzen
Den Epithelbelag durchsetzen
(Drum wird der Epithelverband
Zu Recht „retikulär" genannt).

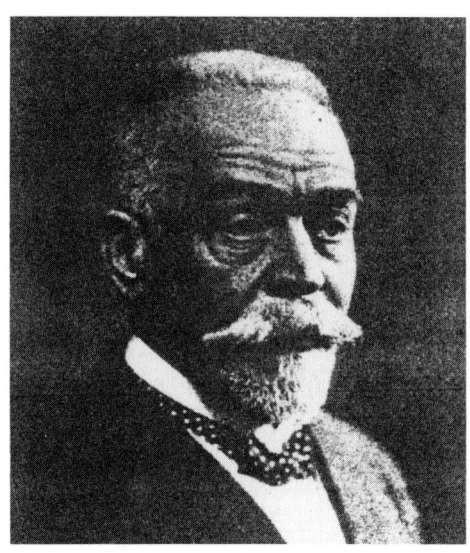

Dr. med Emil Pfeiffer (1846–1921), praktischer Arzt in Wiesbaden seit 1872, Sekretär der Deutschen Gesellschaft für Innere Medizin (1883–1914) und der Deutschen Gesellschaft für Kinderheilkunde (1887–1905). Emil Pfeiffer verstand es, den Internistenkongreß an Wiesbaden zu binden. Er war ein hochangesehener Arzt, Verfasser mehrerer – in viele Fremdsprachen übersetzter – Fachbücher zur Balneologie, Kinderernährung und Gicht und wurde u. a. 1897 konsiliarisch zu dem an Gicht und Nierensteinen leidenden Schah von Persien gerufen. Pfeiffer beschrieb als erster im Jahrbuch für Kinderheilkunde 29: 257–267 (1889) – unten: Titel und erste Zeilen der Arbeit – das nach ihm benannte Krankheitsbild des „Pfeifferschen Drüsenfiebers" (Infektiöse Mononukleose). (Quelle: Vortrag Prof. Dr. F. Graser, Wiesbaden, vor der Med. Ges. Wiesbaden am 8. 11. 89.)

Drüsenfieber.

Von

Dr. Emil Pfeiffer (Wiesbaden).

Vortrag, gehalten auf der Naturforscher-Versammlung in Köln.

(Hierzu 1 Curven-Tafel.)

Der Gegenstand der Mittheilung, für welche ich Ihre Aufmerksamkeit für kurze Zeit in Anspruch nehmen möchte, ist ein bei Kindern sehr häufig vorkommender Krankheitszustand, und ich würde nicht wagen, über denselben hier zu reden, wenn nicht die Literatur und besonders die Hand- und Lehrbücher der Kinderkrankheiten über denselben vollständig schwiegen. Es ist auch nicht meine Absicht, Ihnen ein vollständiges, nach allen Richtungen hin ausgebreitetes Krankheitsbild zu bieten, dazu fehlt bis jetzt alle pathologisch-anatomische Grundlage und besonders fehlen bakteriologische Ermittelungen.

Weil sie mit ihren Globulinen
Das Schlachtfeld regelrecht verminen,
Geht mancher böse Krankheitskeim
Schon hier den Mandeln auf den Leim
Und wird in Kürze abgetötet.
Die Mandeln sind dann nur gerötet.
Doch oft geht die Entzündung weiter,
Man sieht dann in den Krypten Eiter
Und einen Hals, der flammend glüht,
Wenn die Angina voll erblüht.

Der Lauf, den die Erkrankung nimmt,
Wird meist an diesem Punkt bestimmt:
Zum ersten kann sie glücklich heilen,
Zum zweiten lange Zeit verweilen
Und mit gehäuften Krankheitsschüben
Die Daseinsfreude heftig trüben.
Dann wird die Tonsillitis chronisch
Und die Behandlung drum drakonisch:
Der Arzt für Nase, Hals und Ohr
Hat zweifellos hier sein Ressort,
Und was das Kind im Halse quält,
Wird kunstvoll von ihm ausgeschält.

Wenn die Entzündung abszediert,
Dann wird die Sache kompliziert:
Der Arzt darf hier nicht lange säumen,
Die Eiterhöhle auszuräumen,
Denn wenn er diesen Eingriff scheut,
Kann es geschehen, daß sie streut –
Dies aber kann für den Patienten
Mit schweren Folgeschäden enden!

Ich komme nun zu den speziellen
Und wichtigsten Angina-Fällen:

Mit lobenswertem Forschungseifer
Beschrieb der Doktor Emil Pfeiffer
(Ein Arzt mit Praxis in Wiesbaden)
Als kombinierten Krankheitsschaden,
Daß, erstens, die Tonsillen schwellen,
Und monozytoide Zellen,
Zum zweiten, sich im Blutbild finden,
Doch später wieder ganz verschwinden.

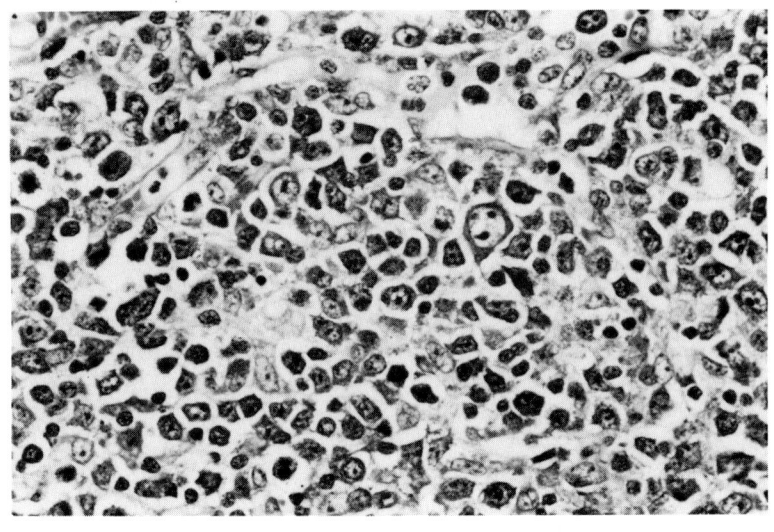

Infektiöse Mononukleose (Pfeiffersches Drüsenfieber): Tonsille mit zahlreichen basophilen Blasten.

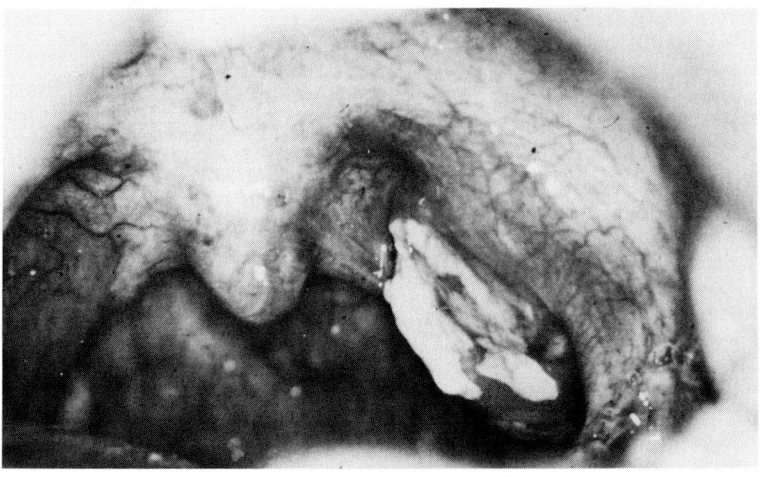

Nekrotisierende Tonsillitis bei Angina Plaut-Vincent (Aufn.: Prof. Dr. Arndt, HNO-Klinik Wiesbaden).

Zum dritten schwellen jene Knoten*,
Die mancher noch (obgleich verboten,
Denn Lymphe wird nicht sezerniert)
Als „Drüsen" fälschlich deklariert.
Man spricht von *„Pfeiffer's Drüsenfieber"*,
Doch mir und anderen ist's lieber,
Daß man statt „Drüsenfieber" schlicht
Von *„Mononukleose"*** spricht.
Das wäre wahrlich zu begrüßen,
Denn: siehe oben, Thema Drüsen!

Man hat Jahrzehnte überlegt,
Wer diese Krankheit wohl erregt,
Es kam erst spät ans Tageslicht:
Ein Virus ist der Bösewicht!
Dies Virus namens EBV***
Kennt man seit langem recht genau
Und hat auch den Beweis erbracht,
Daß es den *„Burkitt-Tumor"* macht.

Was man im Mikroskop entdeckt,
Hat alte Hasen schon erschreckt
Mit viel Erfahrung auf dem Kasten:
Weil man dort viele große Blasten
Und manchmal Riesenzellen sieht
(Verwandt dem Typus Sternberg-Reed),
Nebst oberflächlicher Nekrose –
So wird die Mononukleose
Zu einem tückischen Phantom
Für ein gefürchtetes Lymphom!

Auch die *Angina Plaut-Vincent*
Treibt hin und wieder vehement
Ein böses Spiel mit den Tonsillen:
Mit ihren Stäbchen und Spirillen.
Führt sie zur Bildung von Geschwüren,
Die manche schlimme Ängste schüren.
Behandelt man sie resolut,
Ist die Prognose aber gut!

---

* Lymphknoten
** Vollständige Bezeichnung: Infektiöse Mononuklease
*** Epstein-Barr-Virus

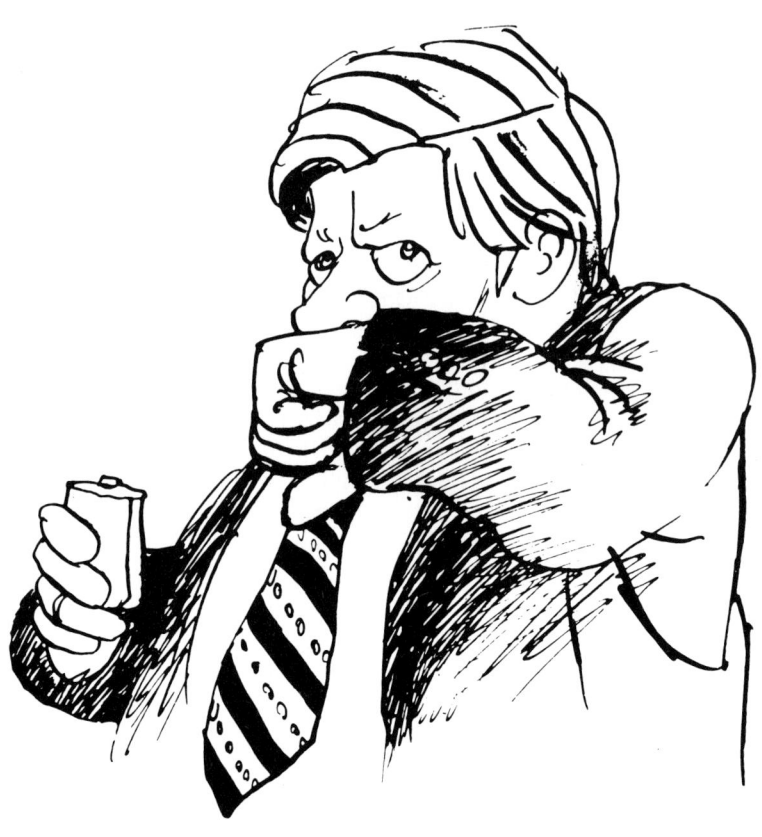

Karikatur aus „Ein Kanzler namens Schmidt" von Dieter Hanitzsch. Süddeutscher Verlag, München, 1980.

ALLERGIE
oder
Kleine Ursache – große Wirkung

Manche Menschen nehmen Prisen,
Um das Niesen zu genießen
(Beispielsweise Kanzler Schmidt
Hält sich durch das Schnupfen fit),
Doch als lästig wird empfunden,
Geht das Niesen über Stunden
Oder hält sich gar der Zwang
Tage- oder wochenlang!

Schuld daran sind Allergene,
Denn beherrschen *sie* die Szene,
Ist das Niesen Schinderei
Und der ganze Spaß vorbei.
Die Mukosa ist geschwollen,
Zu Polypen aufgequollen.
Eosinophilenzahl?
Alles andre als normal!

Auch die Basophilen spielen
Mit den Eosinophilen
Ihren Part im gleichen Takt:
Beide sind sie vollgepackt
Quasi über beide Ohren
Mit Entzündungsmediatoren:
Diese aber werden jetzt
Von den Zellen freigesetzt.

IgE-Fc-Fragmente
Docken an die Außenwände
Basophiler Zellen an.
Dieser Antikörper kann
Nunmehr Allergene binden,
Welche sich im Blut befinden,
Und als nächste Reaktion
Folgt die Degranulation.

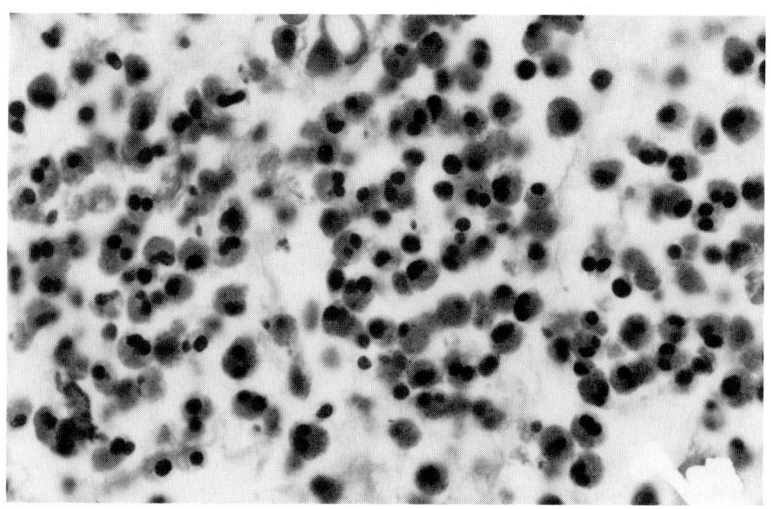

Allergisch bedingte eosinophile Sinusitis maxillaris.

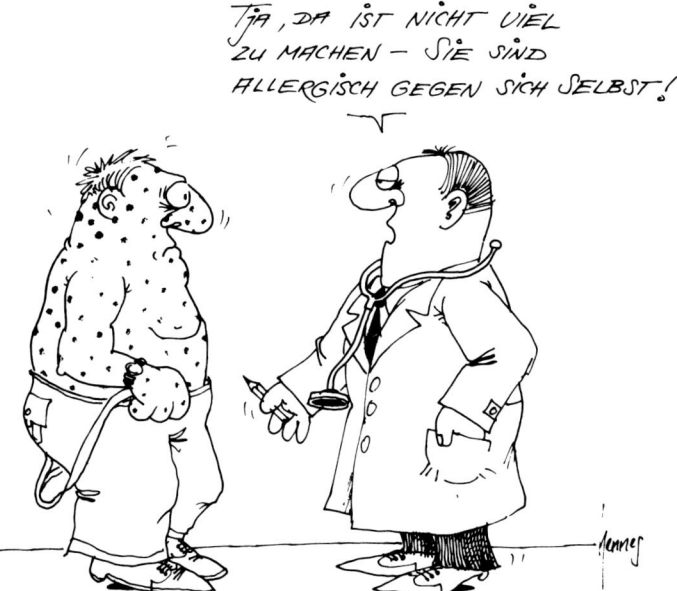

Aus: Hans Biedermann: Medizynische Heulkunde. Neckarsulm-München: Jungjohann, 1988.

Die Gefäße werden weiter,
Und dies ist der Wegbereiter
Einer Stase, wie bekannt.
Ferner, wie die Forschung fand,
Werden undicht ihre Wände,
Flüssigkeit tritt ins Gelände,
Und so bildet das Ödem
Bald ein häßliches Problem:

In den Außenhaut-Gefilden
Können sich zwar Quaddeln bilden,
Doch im Atemwegs-System
Wird die Sache unbequem:
Spasmen glatter Muskelzellen
Können sich dazugesellen,
Und der Kranke ist bedroht
Durch akute Atemnot!

Bei allergischen Molesten
Lasse man sich daher testen:
Quaddeln sprießen aus der Haut,
Werden liebevoll beschaut,
Und danach wird man mit Spritzen
In den Körperteil zum Sitzen
Von Experten routiniert
Hyposensibilisiert.

Wenn uns Gras- und Birkenpollen
Dann im Frühjahr überrollen,
Ist die Schadenfreude groß,
Denn nun sind sie chancenlos!
Nur das Knirschen mit den Zähnen
Bleibt den bösen Allergenen
Und ein Übermaß an Frust
Von April bis zum August!

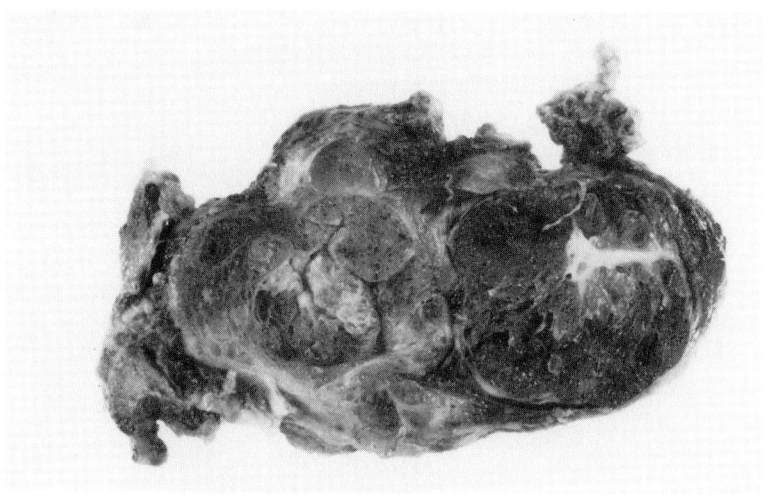

Jodmangelstruma, Operationspräparat. Mehrere Kolloidknoten. Der größte Knoten (rechts) zeigt ausgeprägte zentrale degenerative Veränderungen mit Hyalinose.

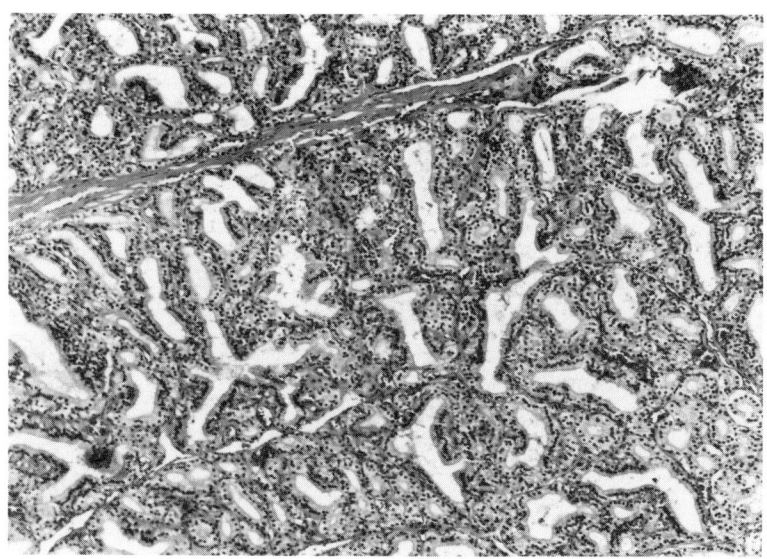

Morbus Basedow (hyperthyreote Struma). Enge Follikel, z. T. mit gefalteter Wand und hohem Zylinderepithel. H.E.

STRUMA
oder
*Soviel Köpfe, soviel Kröpfe**

Wird der Hals vom Oberhemd
Ungebührlich eingeklemmt,
Ist – bei sparsamer Ernährung! –
Eine mögliche Erklärung,
Daß Dein Kleidungsstück nicht paßt,
Weil Du eine Struma hast.

Jene Drüse vorn am Hals**
Braucht genügend Jod im Salz:
Jod, so lehrt die Medizin,
Braucht sie für das Thyroxin.
Wird ihr nicht genug geboten,
Schwillt sie an und bildet Knoten,
Denn gesteuert wird die Drüse
Vom Hormon der Hypophyse:
Ist im Blut zu wenig Jod,
Sieht die Hypophyse rot
Und erhöht die Produktion
Von geeignetem Hormon.
Dieser Stoff, das TSH***,
Ist bekanntlich dafür da,
Daß er – völlig isoliert –
Die Follikel stimuliert.
Durch die Wucherung der Zellen
Fängt die Drüse an zu schwellen,
Mal diffus und mal nodös,
Hin und wieder gar monströs,
Und so hat der arme Tropf
Bald schon einen Riesenkropf!

Doch beim *Morbus Basedow*
Geht es anders, nämlich so:
Ein bestimmtes Globulin****
Bringt der Drüse den Ruin,

---

* Sprichwort
** Die Schilddrüse (sie paßt nicht in dieses Versmaß!)
*** Thyreoidea-Stimulierendes Hormon
**** LATS (Long Acting Thyroid Stimulator), ein 7S−IgG

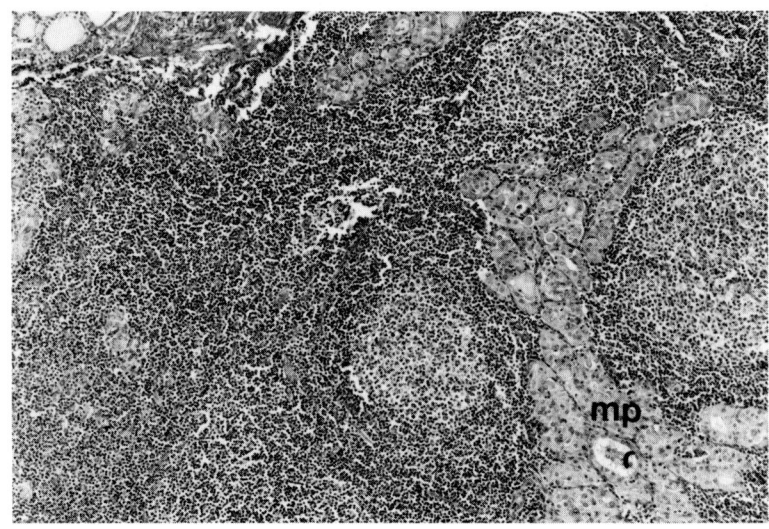

Struma lymphomatosa Hashimoto: Lymphoplasmazelluläre Thyreoiditis, Atrophie der Schilddrüse. Oxyphile Metaplasie des Follikelepithels (mp). H.E.

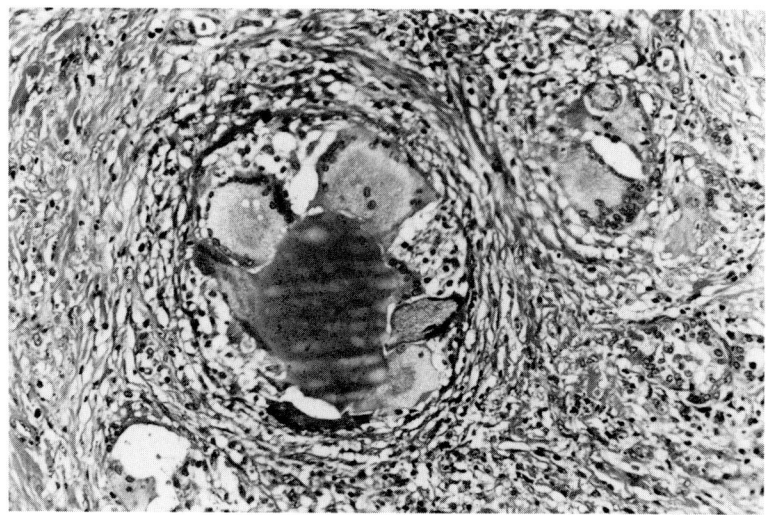

Riesenzellen-Thyreoiditis de Quervain: Atrophisierende Entzündung der Schilddrüse. Riesenzellen an eingedickten Kolloidresten. H.E.

Denn es ist im Blut enthalten,
Und es dringt durch feinste Spalten
Zu den Eiweiß-Bindungsstellen
Eben der Follikelzellen.
Wie Benzin auf eine Düse
Wirkt das Eiweiß auf die Drüse:
Thyroxin wird ungehemmt
In den Kreislauf ausgeschwemmt,
Folglich steigt die Pulsfrequenz,
Und das Auge zeigt Tendenz,
Glanzvoll zwar, doch ungebeten,
Vor die Orbita zu treten.
Zittern überfällt die Finger,
Auch wird das Gewicht geringer,
Dieser Kropf, diffus und weich,
Ist gewöhnlich seitengleich.
Oftmals hilft am Schluß reell
Nur der Mann mit dem Skalpell!

Ferner wird ein Kropf begründet,
Wenn die Drüse sich entzündet:

Bei der *Hashimoto-Form**
Pflegt der Körper (höchst abnorm!)
Gegen seine Drüsenzellen
Antikörper herzustellen.
Plasmazellen, Lymphozyten:
Sie und andere zerrütten
Das normale Drüsenbild,
Und der Drüsenumfang schwillt.

Bei dem Typus *de Quervain***
Wird hingegen das Terrain
Dominiert von ganz speziellen
Makrophagen-Riesenzellen.
Diese fressen Schritt um Schritt
Das Follikel-Kolloid
Weil es ihnen, wie man meint,
Wohl als körperfremd erscheint.

---

* Struma lymphomatosa Hashimoto
** Riesenzellen-Thyreoiditis de Quervain

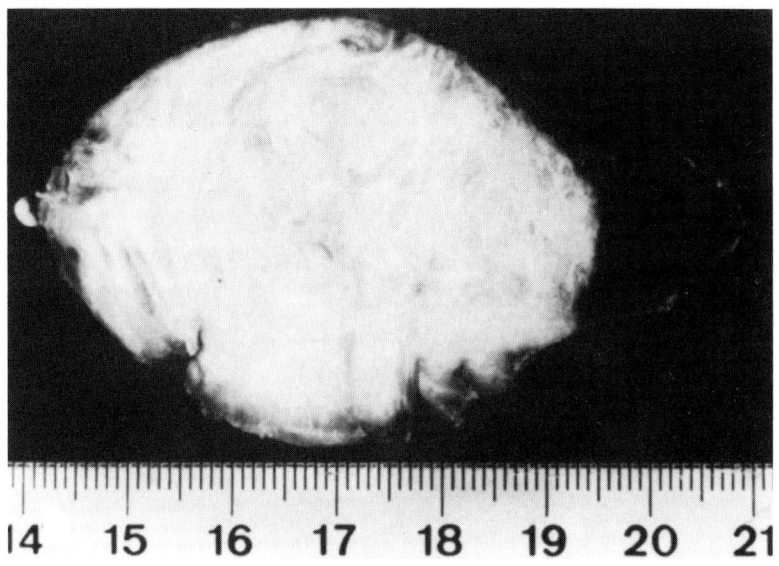

Eisenharte Struma Riedel: Makroskopisches Bild. Derbe Verwachsungen mit der Umgebung, die ein invasives Tumorwachstum vortäuschen. H.E.

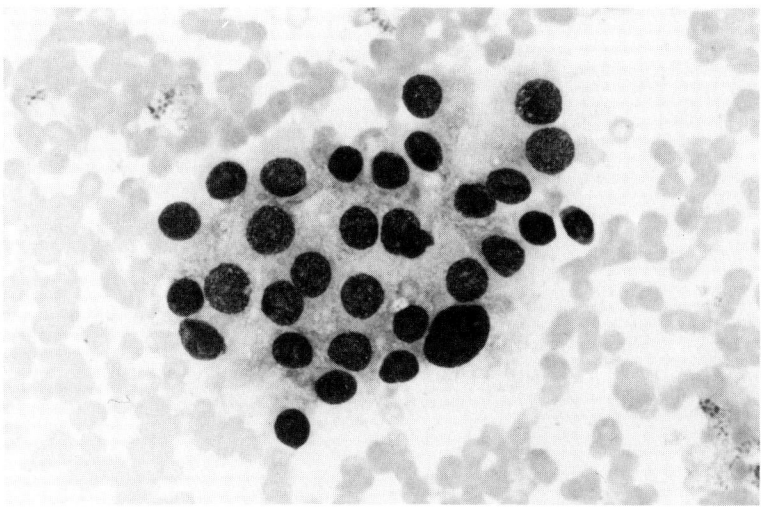

Feinnadelpunktat eines Schilddrüsenknotens. Follikuläre Proliferation mit geringer Kern- und Zellpolymorphie (DD: Follikuläres Adenom oder hochdifferenziertes follikuläres Karzinom). Papanicolaou.

Ist die Drüse atrophiert
Und im Ganzen sklerosiert,
Unverschieblich obendrein,
Ihre Konsistenz wie Stein,
So gehört sie in die Sparte
„Riedel-Struma, eisenharte".*

Nur aus *einem* Klon geboren,
Gibt es schließlich die Tumoren,
Oft zu Anfang unbemerkt,
Bis ihr Wachstum sich verstärkt.
Dann vermehrt sich ihr Volumen,
Und man findet derbe Strumen
(Meist trifft es nur eine Seite,
Hin und wieder auch die zweite).
Unabhängig von der Größe
Sind sie gut, nur selten böse,
Manchmal kalt und manchmal heiß,
Wie man vom T3-Test weiß.
Häufig werden sie punktiert,
Und das Zellbild wird studiert:
Sieht man dann die kriminellen
Unerwünschten Tumorzellen,
Wird nicht lange diskutiert,
Sondern schleunigst operiert!

Alles das, was Strumen macht,
Wird am Mikroskop bedacht,
Und in Paraffinschnitt-Serien
Suchen wir nach den Kriterien,
Welche diese Drüsenleiden
Voneinander unterscheiden.
Als Ergebnis stimmt uns froh:
Tumor: Nein! Kein Basedow!
Nur ein blander Knotenkropf
Stört den höchsten Kragenknopf!

---

* Eisenharte Struma Riedel (chronische fibrosierende Thyreoiditis)

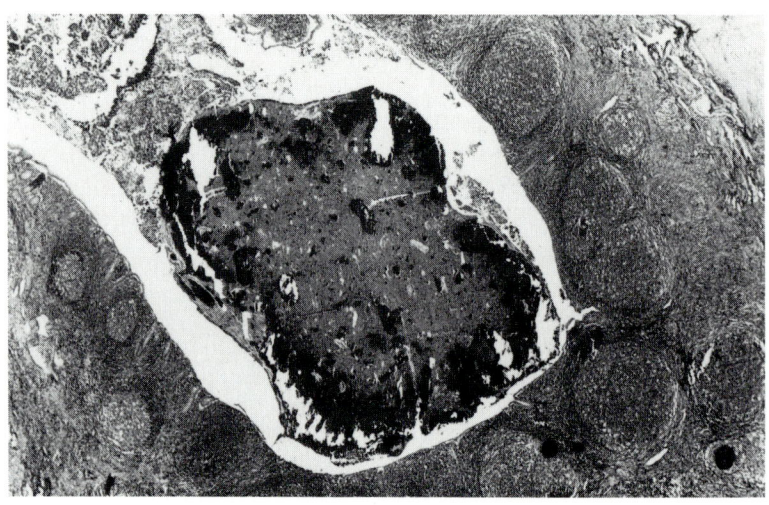

Koprostase der Appendix: Kotstein in der Lichtung, noch ohne floride entzündliche Wandveränderungen. H.E.

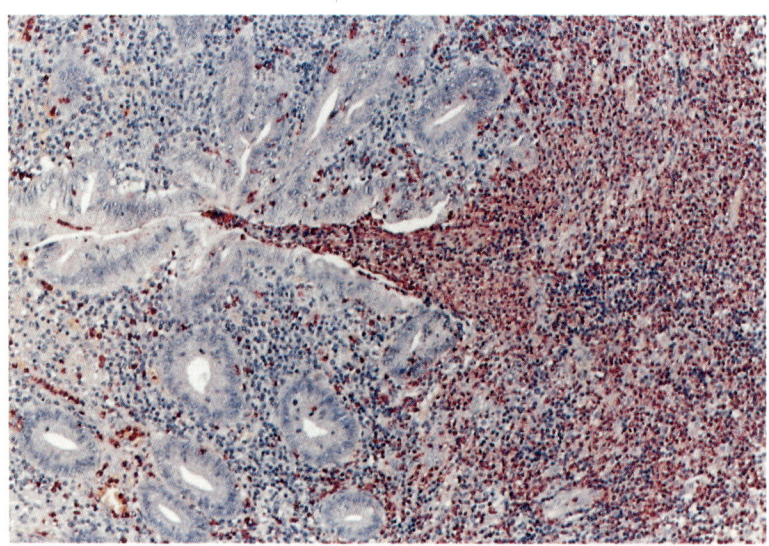

Akute eitrige Appendizitis: Umschriebener Schleimhautdefekt mit einem Pfropf aus neutrophilen Granulozyten, der in die Lichtung hineinreicht. Rechts dichte Granulozyteninfiltration der Submukosa. Rote Zytoplasmaanfärbung der Granulozyten mit der Naphthol-AS-D-Chlorazetat-Esterase-Reaktion nach Leder.

APPENDIZITIS
oder
*Ein jeder Mann hat seinen Wurm**

Erstens ist der Wurmfortsatz
Anatomisch fehl am Platz:

Abseits der Verdauungsstraße
Neigt er sehr zur Koprostase:
In dem langen dünnen Rohr
Kommt dieselbe häufig vor,
Denn was sich im Lumen staut,
Wird nicht länger mehr verdaut,
Sondern langsam dehydriert
Und zum Kotstein kondensiert.

Zweitens ist der Wurmfortsatz
Physiologisch für die Katz:

Er ist nämlich lange schon
Ohne jegliche Funktion –
Ein historisch alter Zopf
Und so nutzlos wie ein Kropf!

Das entzündliche Geschehen
Läßt sich daher leicht verstehen:

Weil der Wurm sich nicht entleert
Und die Keimzahl sich vermehrt,
Wird die Schleimhaut attackiert
Bis sie schließlich ulzeriert
Unterhalb der Schleimhautzone
Folgt als nächstes die *Phlegmone,*
Die vom Epitheldefekt
Sich nach außen hin erstreckt.
Später wird dann von *Abszessen*
Die gesamte Wand zerfressen,
Und dann hilft das Messer nur
Vor noch schlimmerer Tortur:

---

* Goethe: Sprüche in Reimen

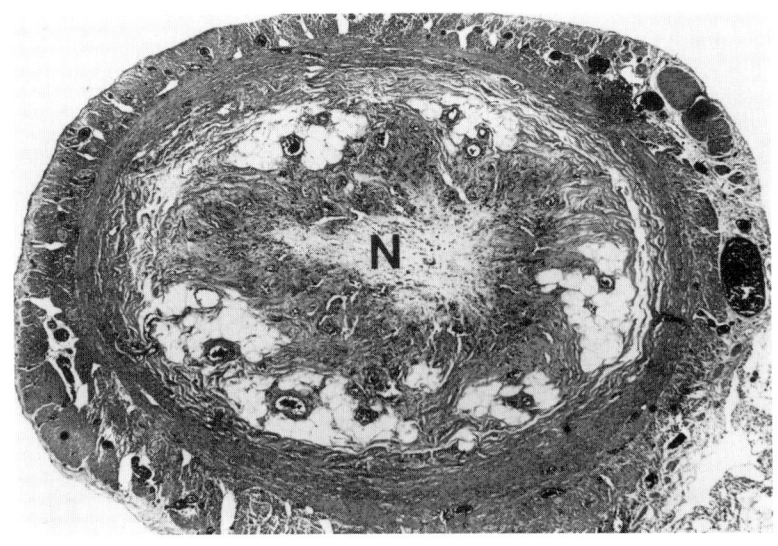

Neurogene Appendikopathie: Proliferation neuraler Elemente (N) in einer narbig obliterierten Appendixspitze. H.E.

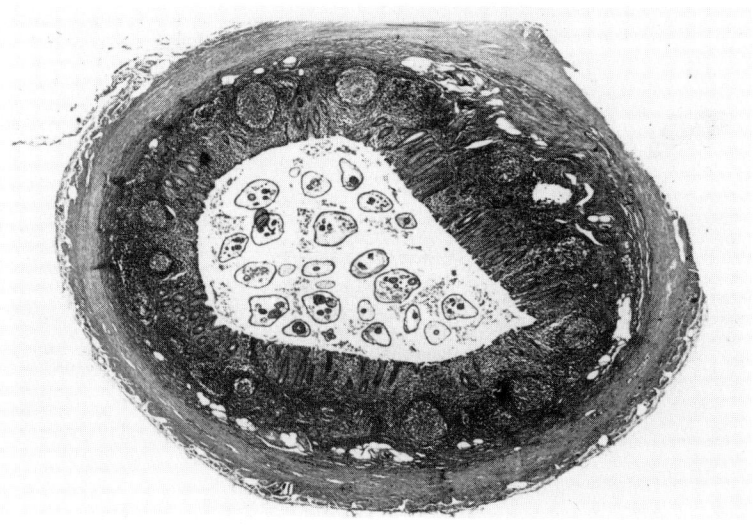

Oxyuriasis der Appendix: Querschnitte zahlreicher Würmer im Appendixlumen. H.E.

Denn es schadet der Prognose,
Wenn die Wandung durch Nekrose
Den Zusammenhalt verliert
Und am Ende perforiert:
Dann entstehen *Empyeme,*
Und es wachsen die Probleme!

Die Entzündung kann bisweilen
(Nur in frühen Phasen!) heilen,
Und dann sieht man Plasmazellen
Neben ein paar Narbenstellen.
Leider führt die Wandfibrose
Hin und wieder zur Stenose,
Die Entzündung wird aktiv,
Und es kommt zum Rezidiv.

Manchmal wuchern gar am Ende
Die neuralen Elemente,*
Die in den Appendix-Spitzen
In den Narbenherden sitzen:
Schmerz, der immer wiederkehrt,
Wird durch den Befund erklärt!

Ganz spezielle Kreaturen
Sind *Appendix-Oxyuren,*
Die (mich packt dabei das Grausen)
Tief in der Appendix hausen.
Dort, trotz Dunkelheit und Mief,
Sind sie überaus aktiv,
Und sie legen, nicht zu knapp,
Da auch ihre Eier ab.

Selten ist die Diagnose
Der *Appendix-Yersiniose,*
Denn gewöhnlich ist der Keim
Nur im Ileum daheim.
Daher ist auch wohlbegründet
Meist das Ileum entzündet
Und der Wurmfortsatz verschont,
Weil der Keim woanders wohnt.

---

* Neurogene Appendikopathie (Appendicite neurogène)

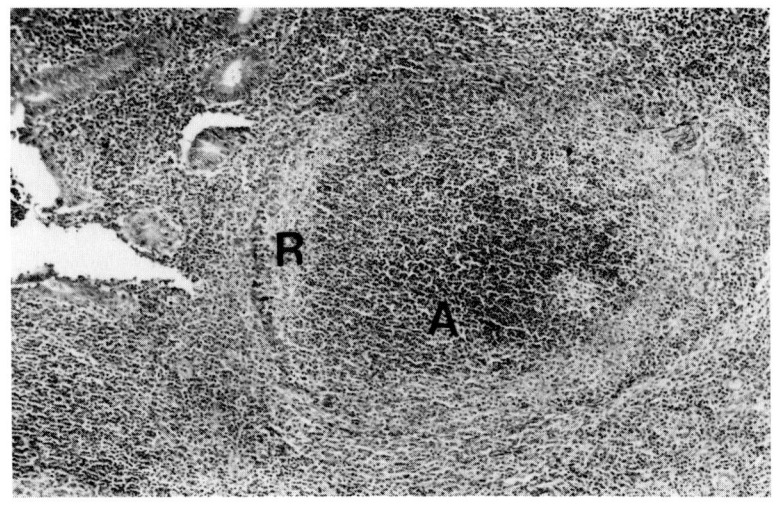

Appendix-Yersiniose: Sog. retikulozytäre abszedierende Appendizitis mit einem von großen Retikulumzellen (R, heller Saum) begrenzten Abszeß (A, dunkles Zentrum). H.E.

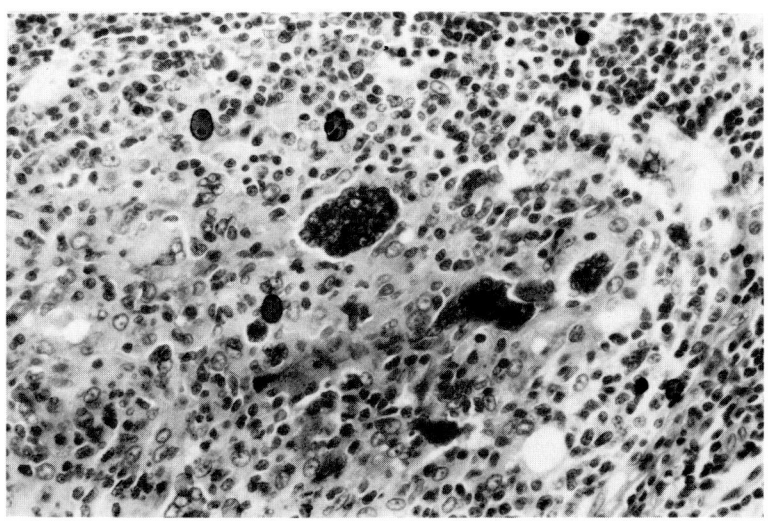

Warthin-Finkeldeysche Riesenzellen in der Appendixschleimhaut bei Masern. Masern-Diagnose anhand des Befundes zwei Tage vor Ausbruch des Exanthems gestellt. H.E.

Äußerst typisch ist indes
Die besondre Art Abszeß,
Da sich Kränze großer Zellen*
Dem Abszeß hinzugesellen:
Nimmt man diese Zellen wahr,
Ist die Diagnose klar!

Ausnahmsweise festzustellen
Sind spezielle Riesenzellen,
Marke *Warthin-Finkeldey:*
Sie erlauben einwandfrei,
Eine Infektion mit Viren
Prompt zu diagnostizieren.
Den Experten ist geläufig:
Sie sind ganz besonders häufig
Bei den *Masern,* und zudem
Da schon *vor* dem Exanthem!
Überrascht sind der Pädiater
Nebst der Mutter und dem Vater,
Schreibt der Pathologe glatt,
Daß das Kind die Masern hat!

Gleichermaßen als sehr selten
Hat der *Morbus Crohn* zu gelten.
Jedenfalls gilt diese Norm
Für die isolierte Form.

Nur am Rande ist zu nennen,
Was die meisten nicht mehr kennen:
Die *Appendix-Tbc.*
Ist heut nahezu passé.

✳

Die Entzündung kann erfassen
Menschen aller Altersklassen:
Opa, Vati, Hosenmatz,
Alle plagt der Wurmfortsatz!
Darum muß der Arzt sein Denken
Stets auf die Appendix lenken:

---

* Retikulumzellen

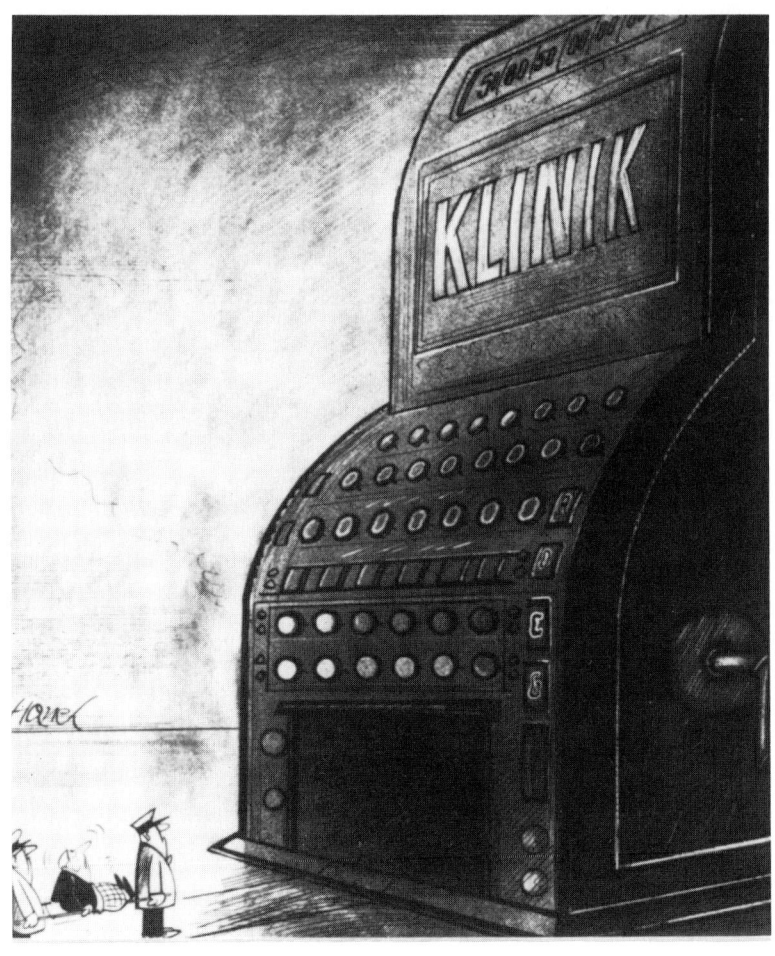

Karikatur von Walter Hanel. Aus: Pillenfieber. Die Medizin in der Karikatur. Rosenheimer Verlagshaus, 2. Auflage, Rosenheim, 1985.

Fieber, Druckschmerz, Übelkeit
Warnen ihn zur rechten Zeit,
Auch die Leukozytenzahl
Setzt ein wichtiges Signal,
Und dann geht es ohne Zagen
Der Appendix an den Kragen!

Manchmal wird der Wurm *links unten*
Statt am „rechten" Fleck gefunden.
Und natürlich schmerzt dann auch
Links statt rechts der Unterbauch!
Zur Vermeidung von Prozessen
Darf man niemals dies vergessen!

Hunderte Millionen Taler
Kostet es den Steuerzahler,
Daß die Bürger sich in Massen
Von dem Wurm befreien lassen –
Angesichts des Kostendrucks
Für die Kassen eine Crux!
Dabei sich noch auszumalen,
Daß wir nur die Zeche zahlen
Für ein häßliches Fossil,
Ist des Guten schier zuviel!

Doch wir müssen es ertragen:
Sinnlos ist es, zu beklagen
All das Geld fürs Krankenhaus:
Wenn er krank ist, muß er raus!

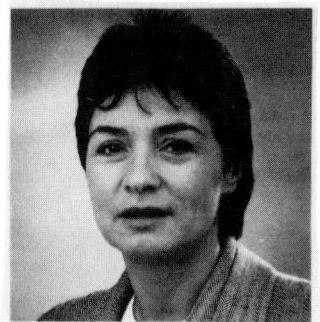

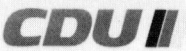

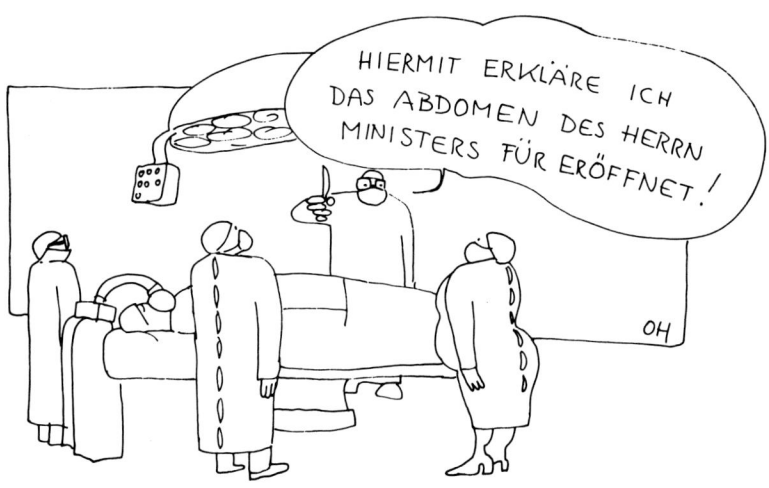

Karikatur von Oswald Huber. Aus: Pillenfieber. Die Medizin in der Karikatur. Rosenheimer Verlagshaus, 2. Auflage, Rosenheim, 1985.

Anhang:
DER POLITISCHE WURMFORTSATZ
Kasuistik einer Rarität

Frau Bundesministerin Hannelore Rönsch, damals noch nicht im Bundeskabinett, erkrankt mitten im Wahlkampf an einer akuten Appendizitis. Der Pathologe wittert Arges:

> Inmitten aller Qual der Wahlen
> Verschafft der Blinddarm Ihnen Qualen:
> Mit Ihrer Konkurrenz im Bund
> Trieb er sein Werk im Untergrund.
> Im eignen Bauch saß der Verräter
> Ein dicker ROTER Übeltäter!
> Man sieht an diesem schlimmen Fall:
> Der böse Feind ist überall!
>
> Doch sind Sie auf dem Weg der Heilung,
> Gefragt ist äußerste Beeilung:
> Zum Wahltag ist es nicht mehr lange,
> Der Endspurt ist in vollem Gange,
> Und trotz der frischen Blinddarm-Wunde
> Vertreibt Sie das Gebot der Stunde
> In Kürze aus den Klinikbetten,
> Um jene Seelen noch zu retten,
> Die zögernd zu den Urnen trollen,
> Nicht wissend, wen sie wählen sollen!
>
> Der liebe Gott, auch CDU,
> Tut wohl das Seinige dazu,
> Daß Sie sich eins-zwei-drei erholen.
> In diesem Sinne:
>   Gott befohlen!

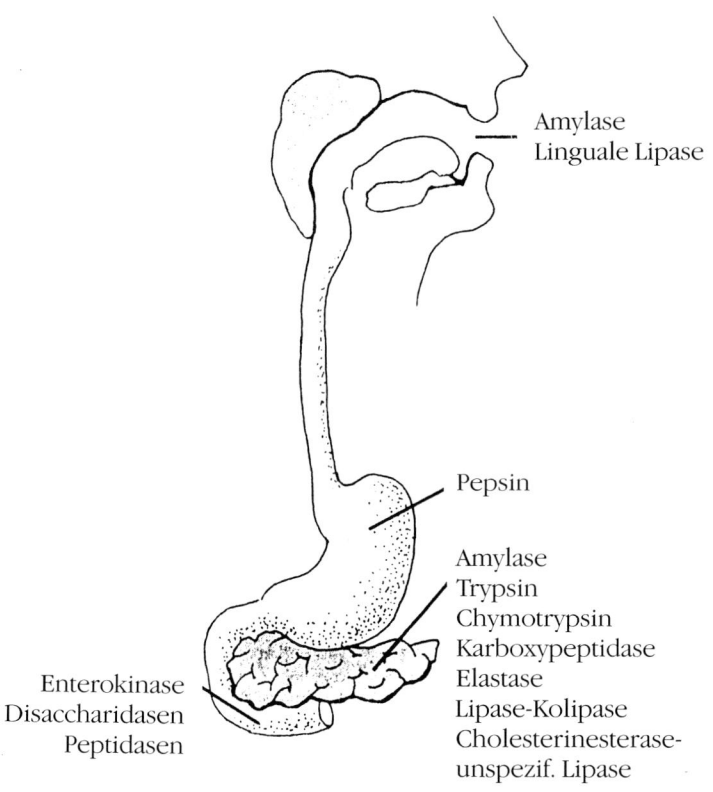

Fortschreitende Verdauung der Nahrung durch verschiedene Enzyme des Magendarmtraktes. Die ersten Enzyme stammen aus den Speicheldrüsen, gefolgt von denen aus dem Magen und Dünndarm. (modifiziert aus: Fenoglio-Preiser CM, Lantz PE, Listrom MB, Davis M, Rolke FO: Gastrointestinal Pathology. New York, Raven, 1989).

PHYSIOLOGIE DER VERDAUUNG
oder
Gut Ding will Weile haben*

Jede Art geformter Speise
Geht auf ihre letzte Reise
Immer nach dem gleichen Plan:

Anfangs formen Zahn um Zahn
Aus dem Steak und Frühstücksei
Einen weichen Speisebrei.
Mit der Hilfe von Fermenten,
Die die Speicheldrüsen spenden,
Wird das Essen angedaut
Und nicht einfach nur zerkaut.

Gleitet es vom Zungengrund
Weiter abwärts in den Schlund,
Resultiert der Schluckreflex
(Jener Vorgang ist komplex,
Und ihn näher zu beschreiben,
Lasse ich hier lieber bleiben).
Nur das eine muß man wissen:
Daß ein jeder Nahrungsbissen,
Der an diese Stelle rutscht,
Durch die Speiseröhre flutscht.

So gelangt er in den Magen:
Dessen Form gleicht einem Haken,
Und an seinem tiefsten Punkt
Wird der Bissen eingetunkt
In den See aus Magensaft.
Der besitzt Verdauungskraft,
Denn der Saft enthält speziell
a) Pepsin, b) HCl.
Ferner wird die Magenwand
Durch den Nahrungsbrei gespannt

---
* Sprichwort

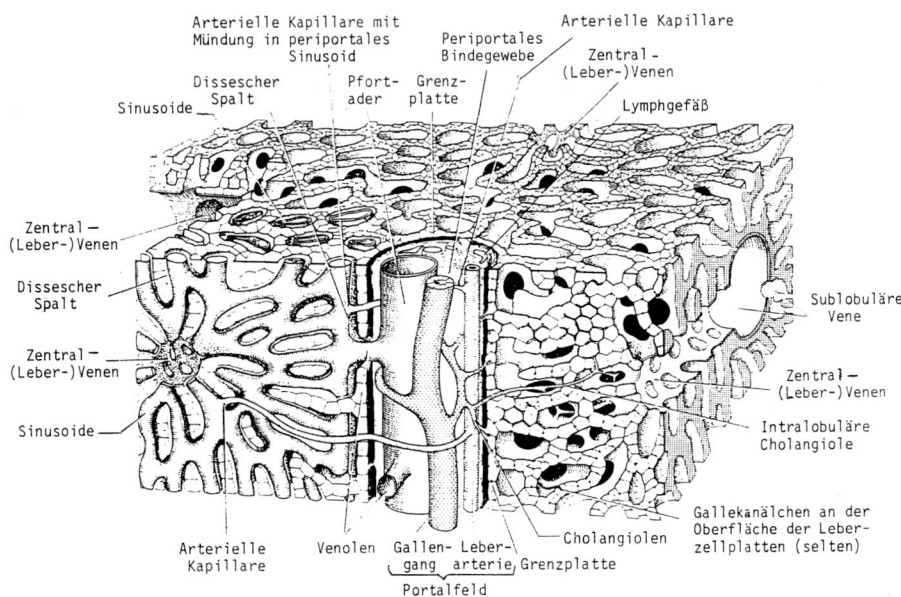

Die Leber: ein komplex aufgebautes chemisches Laboratorium mit einer Vielfalt untereinander verzahnter anatomischer Strukturen (modifiziert aus: Sherlock S: Diseases of the liver and biliary system. 4th edn. Oxford-London etc., Blackwell 1985)

Und macht Peristaltik-Wellen,
Mittels ihrer Muskelzellen.

Dann, im weiteren Verlauf,
Geht der Magenpförtner auf,
Und der Brei tritt körperwarm
Nun in den Zwölffingerdarm.
Sein pH, zunächst noch sauer,
Bleibt dies nur für kurze Dauer,
Denn er wird im Darm-Milieu
Nun alkalisch, peu-à-peu.
Dafür ohne Unterlaß
Sorgt der Saft des Pankreas,
Der aus der Papille fließt
Und sich in den Darm ergießt.
Er enthält Bikarbonat
Und hebt damit akkurat
Den pH auf jenen Wert,
Wie der Körper ihn begehrt:
Denn die Pankreas-Fermente
Sind mit ihrer Kunst am Ende,
Wenn der Wert zu niedrig liegt,
Weil die Säure überwiegt!

Nur bei richtigem Verhalten
Wird die Nahrung aufgespalten
Durch Trypsin und Amylase
Und die Fette durch Lipase
(Diese braucht in jedem Falle
Für ihr Wirken reichlich Galle,
Weil nur dieses Zweigespann
Fettsubstanzen spalten kann).

Durch die Dünndarm-Kontraktionen
Wird der Chymus in Regionen
Weiter distal transportiert,
Von den Zotten resorbiert

Und zur Leber fortgeleitet,
Die ihn chemisch aufbereitet:
Sie ist quasi das Labor,
Die Chemie drum ihr Ressort
(Daher ist auch die Zirrhose
Eine ziemlich böse Chose!).

Jenseits der Bauhinschen Klappe
Folgt sodann die Schlußetappe:
Bei den Peristaltik-Wogen
Wird das H_2O entzogen,
Und akute Wassernot
Formt den Speisebrei zum Kot.
Dieser wird alsbald in Frieden
Durch den Anus ausgeschieden.
Oft, ein jeder kann's bekunden,
Ist dies mit Geräusch verbunden,
Denn in dieser letzten Phase
Bilden sich bestimmte Gase!

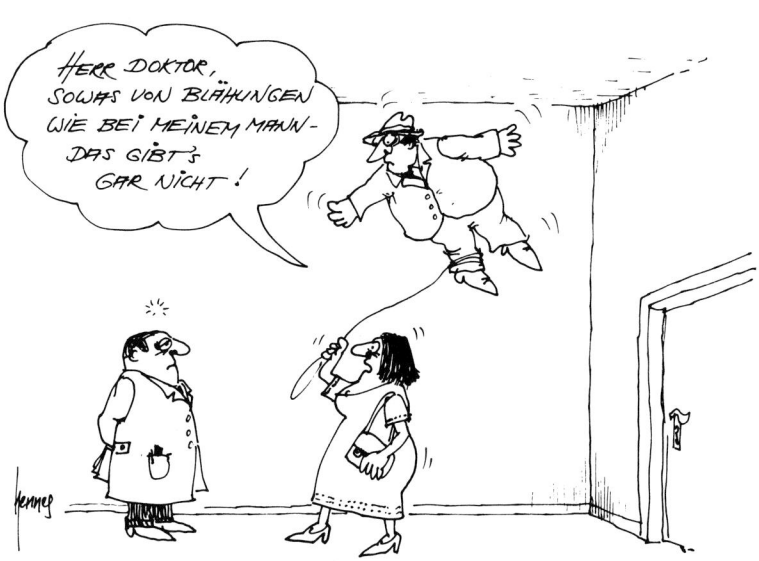

Aus Hans Biedermann: Medizynische Heulkunde. Jungjohann, Neckarsulm-München, 1988.

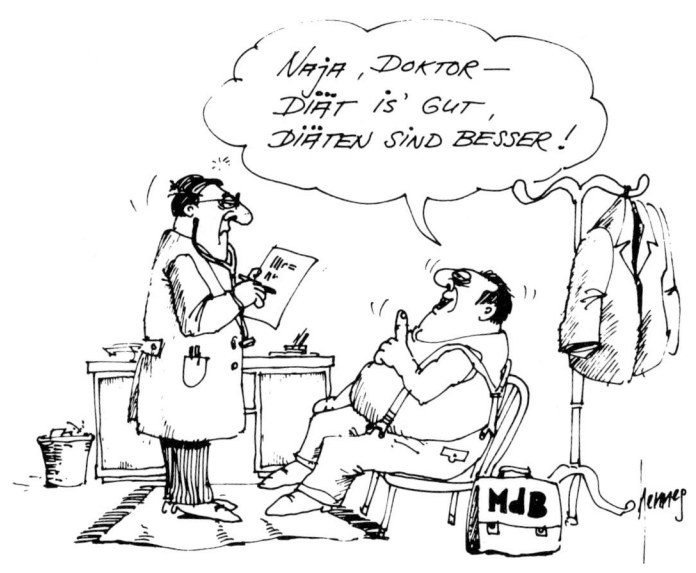

Aus: Hans Biedermann: Medizynische Heulkunde. Jungjohann, Neckarsulm-München, 1988.

Damit, Ihnen zur Erbauung,
Schließt mein Vortrag zur Verdauung,
Doch er bildet nur den Rahmen,
Den Sie bis zum Staatsexamen
Noch mit detailliertem Wissen
Und Erfahrung füllen müssen!

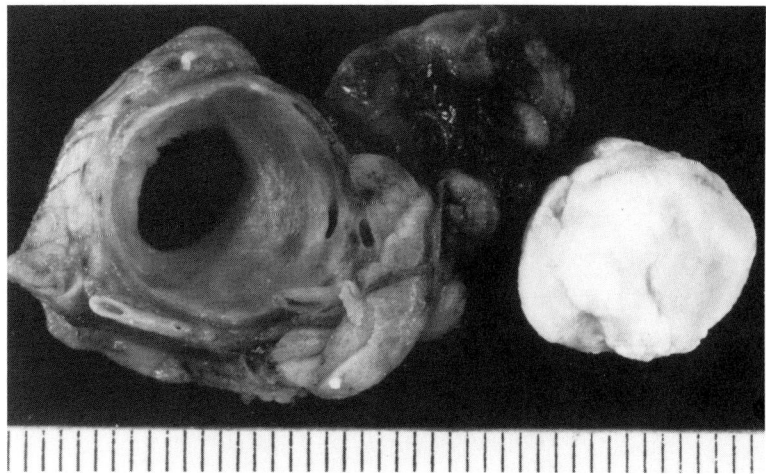

Gl. submandibularis mit Speichelstein (Sialolithiasis) und chronischer unspezifischer Entzündung. Der entnommene Stein liegt neben dem stark erweiterten Ausführungsgang.

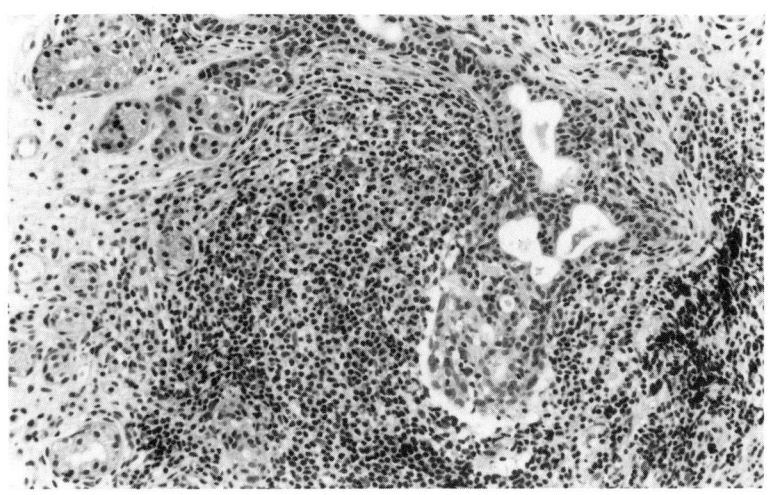

Gl. submandibularis bei M. Sjögren: Atrophie des Parenchyms, nur geringe Proliferation der Myoepithelien, Lymphozyteninfiltrate. H.E.

PATHOLOGIE DER VERDAUUNG
oder
*Langer Weg – viel Gefahr**

Gestern habe ich erklärt,
Was der Speise widerfährt
Auf dem Wege von oral
Abwärts zum Analkanal.
Daß dergleichen lange Strecken
Voller Hindernisse stecken,
Welche die Verdauung stören,
Werden Sie als nächstes hören:

Gleich am Anfang zu erwähnen
Ist der Ärger mit den Zähnen:
Hast Du statt derselben Lücken,
Helfen Dir nur teure Brücken.
Notfalls ist hier die Domäne
Für stabile dritte Zähne,
Denn ein fehlendes Gebiß
Ist ein rechtes Ärgernis.

Manchmal ist der Mund zu trocken,
Weil die Speicheldrüsen bocken:
Steine in den Speichelgängen,
Die sich in die Lichtung zwängen,
Führen dadurch zum Verschluß,
Und dann stockt der Speichelfluß.

Trocken wird es auch im Mund,
Leidet man an Drüsenschwund
(Nach der Terminologie
Spricht man hier von Atrophie).
Dieses stellt besonders klar
Sich beim *Morbus Sjögren* dar.

---

* Sprichwort

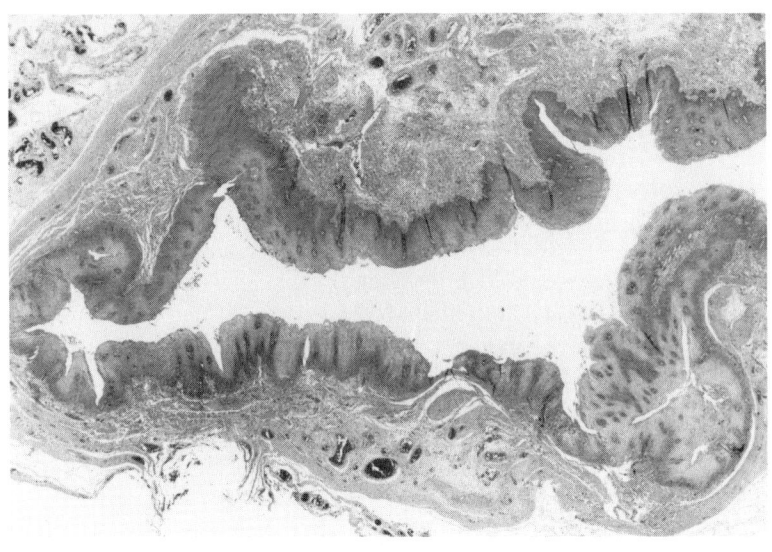

Zenkersches Pulsionsdivertikel im Hypopharynx. Auskleidung durch Plattenepithel. H.E.

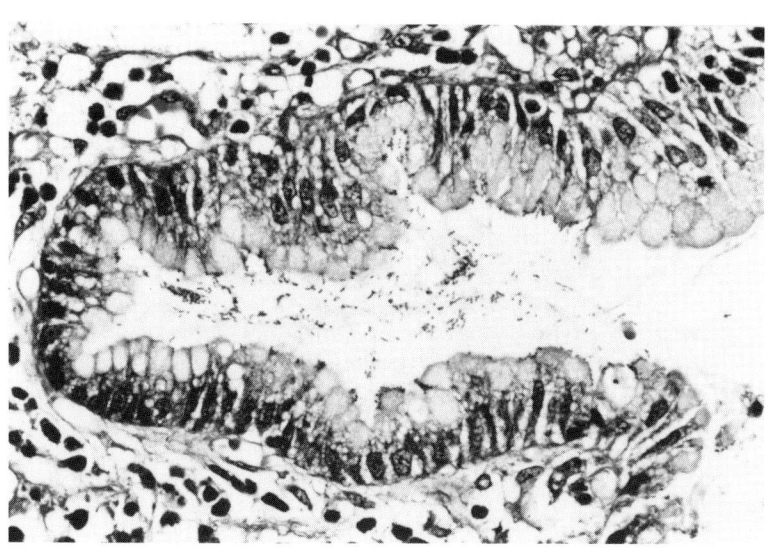

Starke Besiedlung der Magenschleimhaut-Oberfläche durch Helicobacter pylori. Löffler'sche Methylenblaufärbung.

Nächster Schritt: Oesophagus:
Manches schafft auch dort Verdruß,
Divertikel beispielsweise
Füllen langsam sich mit Speise,
Wenn sie oben sich und hinten
Noch im Hyopharynx finden.
Langsam wird der Blindsack größer
Und die Sache damit böser,
Denn die Speise-Retention
Führt zur Lichtungskompression
Wird der Speisebrei zuletzt
Von Bakterien zersetzt,
Droh'n dem Kranken zweifelsohne
Dann Abszeß, Gangrän, Phlegmone!

Harmlos aber ist der Zwickel,
Der als *Traktionsdivertikel*
– Meist durch Narbenzug bedingt –
In der Mitte vorn entspringt.
Weil er aufwärts sich erstreckt,
Fehlt ein schädlicher Effekt:
Die Natur hat vorgebaut,
Daß sich dort kein Essen staut!

✱

Viele Menschen hört man klagen
Über ihren schwachen Magen.
Schuld daran: *Helicobacter,*
Ein zwar kleiner, doch vertrackter
Kurvenförmig krummer Keim.
Er bewohnt den Magenschleim,
Und die Magensäure kann
Darum nicht an ihn heran!
Er erzeugt im Übermaße
Ein Enzym, die Urease,
Was mit einem Farbstofftest
Sich bequem beweisen läßt.
Zu Gastritis und Geschwüren
Kann Helicobacter führen:

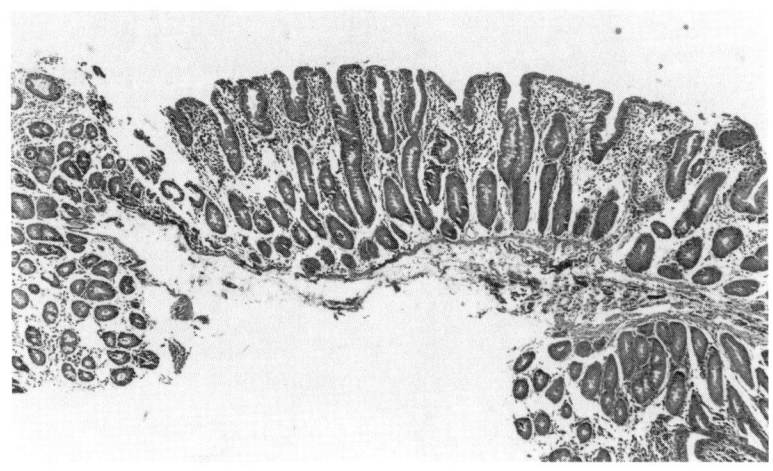

Atrophie der Dünndarmschleimhaut bei einheimischer Sprue (Zöliakie). Verlust des Zottenreliefs. H.E.

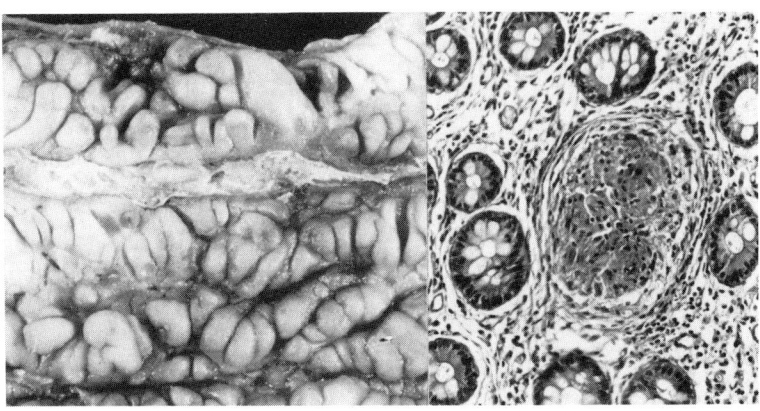

Morbus Crohn: a) Kopfsteinpflasterbild der Mukosa mit einer längsgestellten Fissur. b) Epitheloidzellgranulom in der Schleimhaut. H.E.

Uns geplagte Pathologen
Hat man daher streng erzogen,
Daß wir ihn in seinen Nischen
Mit dem Mikroskop erwischen –
Und so sitzen wir und suchen,
Und wir könnten ihn verfluchen!

Unten tief im Duodenum,
Stärker noch in dem Jejunum,*
Geht es unerfreulich zu
Bei der Krankheit namens *Sprue.*
Jeglicher Beschreibung spotten
Abgeflachte Dünndarmzotten:
Ist die Atrophie komplett,
Gleicht die Schleimhaut einem Brett,
Flach und gänzlich kahlgeschoren.
Schuld, so lehren Professoren,
Sei an dieser großen Pleite
Das Gluten aus dem Getreide:
Streicht man es vom Speiseplan,
Heilt die Krankheit meist spontan!

Dünn- und Dickdarm, diese beiden,
Haben viele andre Leiden:
So zerstört der *Morbus Crohn*
Die Struktur und die Funktion.
Sichtbar hinterläßt er Spuren
Durch Stenosen und Fissuren,
Und am Ende des Desasters
Steht das Bild des Kopfsteinpflasters
Mit den sehr bemerkenswerten
Epitheloidzellherden
Und den beinah obligaten
Lymphozyten-Aggregaten.
Für den Morbus Crohn normal,
Trifft man all dies transmural.
Die *Colitis ulcerosa*
Schädigt meist nur die Mukosa.

---

* Kein guter Reim – aber wissen Sie für dieses Thema einen besseren?

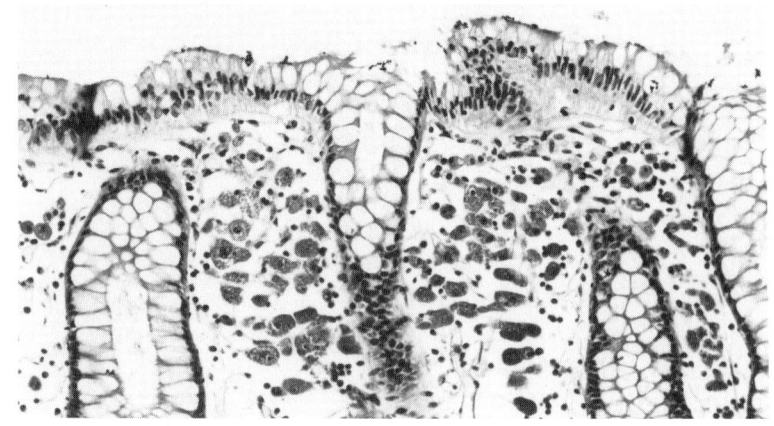

Melanosis coli mit pigmenthaltigen Makrophagen im Schleimhautstroma. H.E.

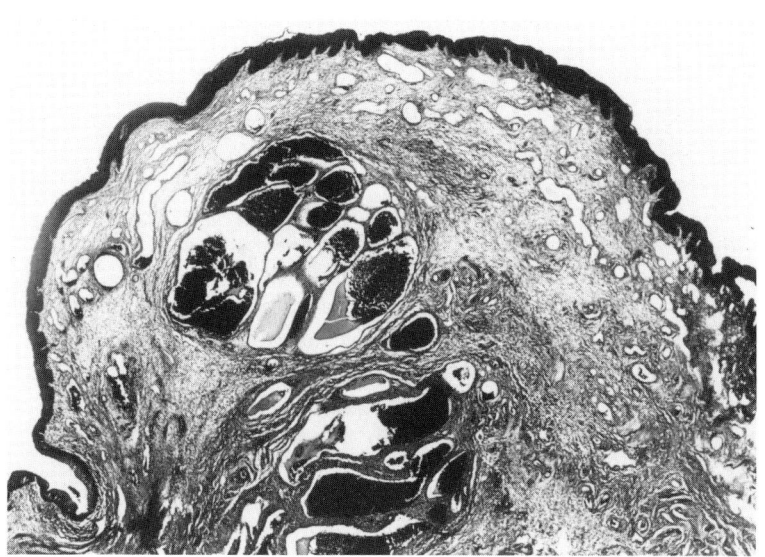

Hämorrhoide. H.E.

Langsam rückt der Anus näher,
Und der Speisebrei wird zäher:
Progredient wird er entwässert,
Was die Konsistenz verbessert.
Wenn er flüssig bleibt, mon Dieu,
Kriegt man eine *Diarrhö*
Andrerseits: Wird er zu dick,
Ist auch das ein Mißgeschick,
Ganz besonders, wenn der Darm,
Träge ist, daß Gott erbarm'!
Einst verschaffte das Klistier
Den Betroffenen Plaisir.
Später kam Erlösung dann
Durch den Zipfelmützen-Mann,
Der, die Kerze in der Hand
(Und in langem Nachtgewand)
Fast in jeder Zeitung stand!*
Heute hilft die Pharmazie:
Aus den Küchen der Chemie
Kommen Zäpfchen, Pulver, Pillen,
Um den trägen Darm zu drillen.
Manchmal hat man damit Glück,
Häufig aber bleibt zurück
Von der Abführmittel-Soße
Eine *Schleimhaut-Melanose*.
Dabei zeigt sich die Mukosa
Braun anstatt von zartem Rosa,
Vollgefressen bis zum Kragen
Sind die Schleimhaut-Makrophagen
Mit Pigment aus den Laxantien
Und aus allerlei Purgantien.

Unbequem sind ganz entschieden
Schließlich auch die *Hämorrhoiden*.

---

* Der Zipfelmützenmann war die nahezu legendäre Werbefigur für das Abführmittel „Darmol", das 1981 vom Markt genommen wurde.

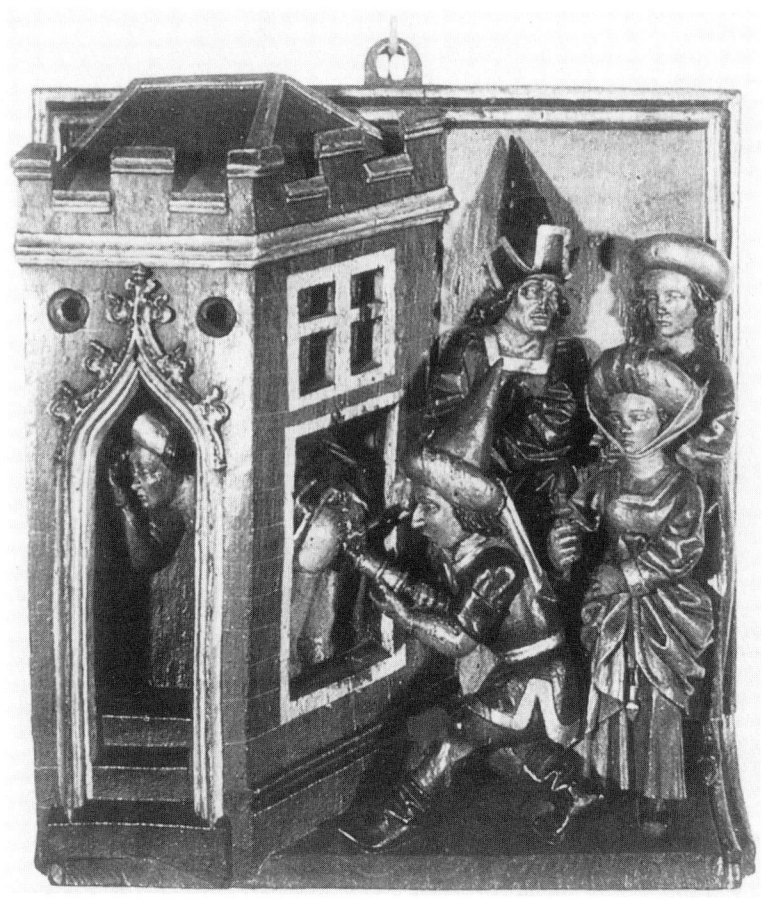

Werbeschild eines Apothekers aus Flandern, der neben seinen Arzneien auch seine Dienste als diskreter Klistierkünstler anbot (15. Jahrhundert).

Aus Petra Schramm: Vom Grimmen im Leibe. Edition Rarissima, Taunusstein, 1990.

Große Geschäfte brauchen Ausdauer

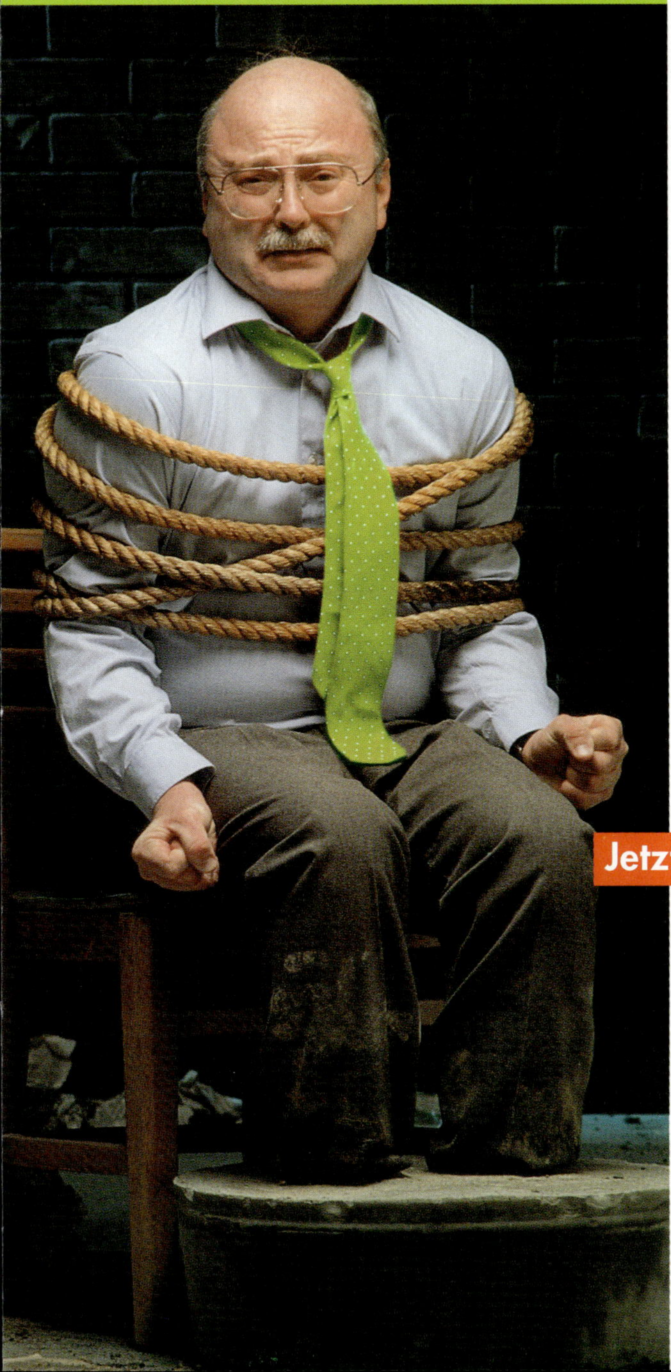

und Mucofalk® zur Normalisierung der Darmtätigkeit

Mucofalk® Zusammensetzung: 5 g Granulat (1 Beutel bzw. 1 TL) enthält 3,25 g indische Flohsamenschalen. **Anwendungsgebiete:** Habituelle Obstipation, gewünschter weicher Stuhl bei Erkrankungen wie Analfissuren, Hämorrhoiden, nach rektal-analen operativen Eingriffen, zur unterstützenden Therapie bei Durchfällen sowie bei Reizdarm. Begleittherapie bei Dickdarmdivertikulose und unterstützende Therapie bei Morbus Crohn. **Gegenanzeigen:** Krankhafte Verengungen im Magen-Darm-Trakt, drohender oder bestehender Darmverschluß, schwer einstellbarer Diabetes mell. Nicht für Kinder unter 12 Jahre. **Nebenwirkungen:** In den ersten Behandlungstagen mögliche Verstärkung von Blähungen und Völlegefühl, abklingend bei weiterer Behandlung. Überempfindlichkeitsreaktionen (Einzelfälle). **Wechselwirkungen:** Nicht gleichzeitig mit anderen gegen Durchfall wirksamen, sowie die Darmtätigkeit beeinflussenden Mitteln einnehmen. Die Resorption gleichzeitig eingenommener Medikamente kann verzögert werden. Insulinpflichtige Diabetiker: Evtl. Reduzierung der Insulindosis. **Dosierungsanleitung:** Erwachsene und Kinder über 12 Jahre: 2-6 x tägl. 1 TL Mucofalk® bzw. 2-6 x tägl. den Inhalt eines Beutels nach Einrühren in reichlich Flüssigkeit einnehmen. **Packungsgrößen und Preise:** 20 Btl. 11,09 DM; 100 Btl. 46,01 DM; 200 Btl. 75,57 DM; 150 g Dose 15,80 DM; 300 g Dose 26,00 DM. Stand: 1/94

Dr. Falk Pharma GmbH
79041 Freiburg
Germany

Jetzt neu Mucofalk® in der preisgünstigen 150 g und 300 g Dose mit Apfel- oder Orangengeschmack

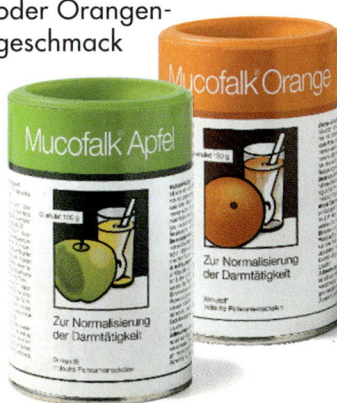

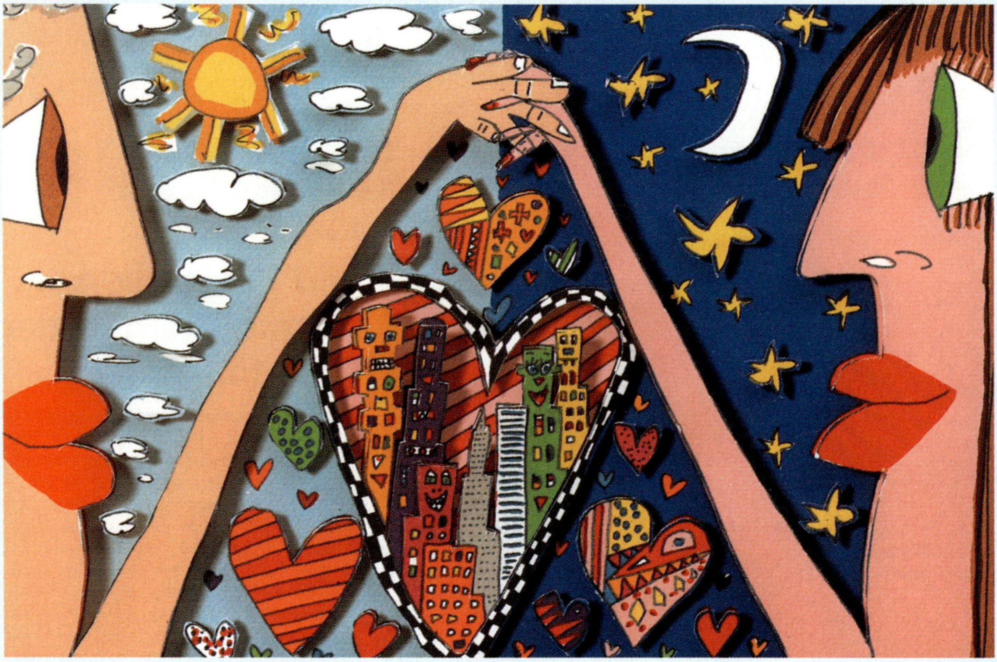

James Rizzi "Love is in the Air"

Merck gewinnt Herzen.

Sicher ist Ihnen schon einmal der Name Merck begegnet. Vielleicht auf einem Medikament, möglicherweise auf einem Herz-Kreislauf-Präparat.

Denn in diesem Bereich haben wir von Merck unseren Arbeitsschwerpunkt und sind dadurch heute für Ärzte und Patienten ein besonders fortschrittlicher Partner bei einer erfolgreichen Therapie. Und das weit über Deutschlands Grenzen hinaus.

Wie gewinnt Merck nun konkret Herzen oder hilft dabei? Nun, unser ganz besonderes Anliegen ist die ständige Erforschung neuer Therapeutika für den Herz-Kreislauf-Bereich aber auch die Weiterentwicklung unserer bestehenden, bewährten Medikamente.

Und da bei Merck der Mensch das Herzstück ist, unterstützen wir die Fortbildung von Arzt und Patient. Mit schriftlichem Material, Seminaren, Videos und vielem mehr.

Wenn Sie mehr über Merck oder unser Fortbildungsprogramm wissen möchten oder wenn Sie eine weitere gute Idee dazu haben, **schreiben Sie uns**. Wir freuen uns auf Ihre Post und hoffen, ein wenig Ihr Herz für unsere Arbeit gewonnen zu haben.

E. Merck. Stichwort „Herz"
64271 Darmstadt

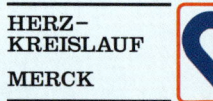

Wenn sie dann noch thrombosieren,
Gibt es nichts zu jubilieren:
Vielmehr wandelt die Toilette
Sich zu einer Folterstätte!
Zäpfchen, welche Schmerzen lindern,
Können oftmals nicht verhindern,
Daß der arme Mensch am Schluß
Zum Chirurgen eilen muß!

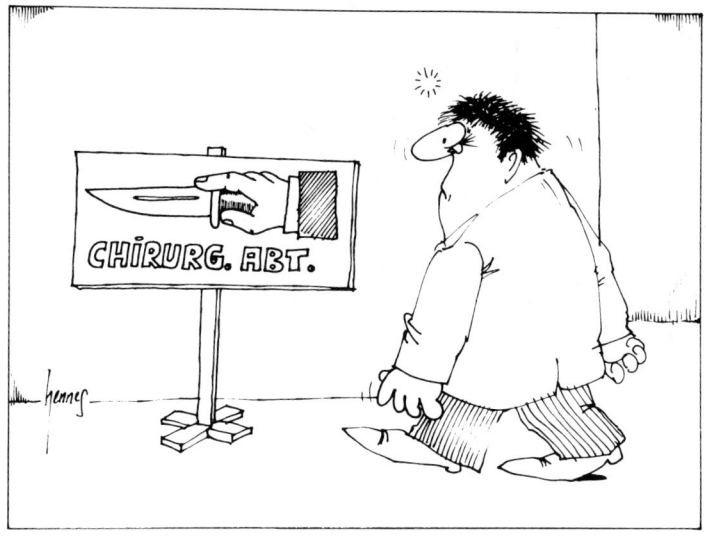

Aus: Hans Biedermann: Medizynische Heulkunde. Jungjohann, Neckarsulm-München, 1988.

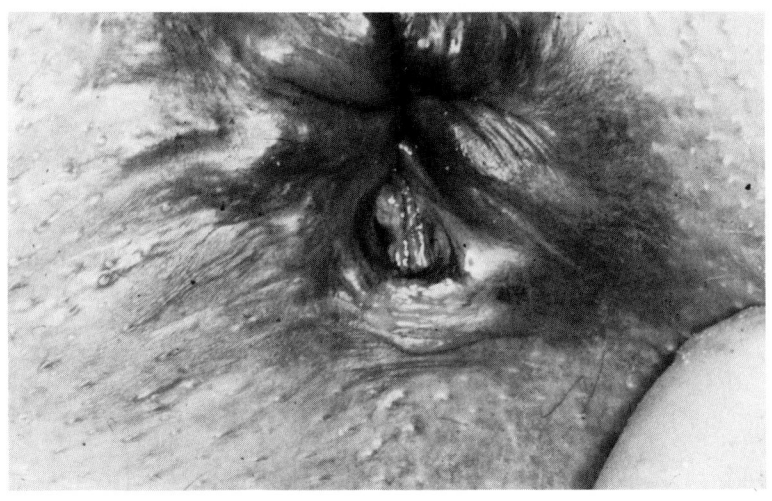

Dorsale Analfissur (In Steinschnittlage aufgenommen). Foto Dr. H. Müller-Lobeck, Deutsche Klinik für Diagnostik, Wiesbaden.

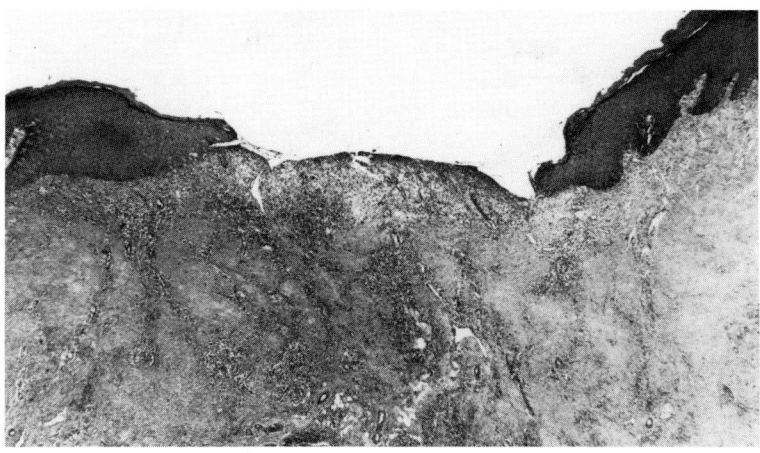

Analfissur: Umschriebener Defekt des Anoderm mit chronischer unspezifischer Entzündung am Grund. H. E.

ANALFISSUREN
oder
*Nihil est ab omni parte beatum**

Bei der Anoderm-Ruptur
Spricht man von Analfissur.
Dieser Riß liegt, wie bekannt,
Oberhalb vom Sphinkter-Rand,
Und sein äußerer Aspekt
Ist ein länglicher Defekt
Mit drei Ecken, meistens schmal,
Manchmal auch in Doppelzahl,
Also vorne wie auch hinten
Im Analkanal zu finden.

Wenn der After juckt und brennt,
Ist der Schmerz oft vehement,
Und so tut bei der Fissur
Mancher Kranke einen Schwur,
Daß, wer ihm die Leiden nähme,
Geld und Gut dafür bekäme
(Hinterher ist dies indessen
In der Regel schnell vergessen!).

Wie ein solcher Riß entsteht,
Weiß man oftmals nicht konkret,
Und dann heißt er automatisch
„Primär" oder „idiopathisch".
Nicht die Infektion allein
Scheint dabei im Spiel zu sein –
Muskuläre Dysfunktion
Ist in der Analregion
In Gestalt von trägen Wellen
Hin und wieder festzustellen.
Auch der Muskeltonus steigt,
Wie sich manometrisch zeigt.
Doch man diskutiert konträr:
Ist dies gar nur sekundär?

---

* Es gibt kein vollkommenes Glück. Horaz: Oden, II, 16, 27 f.

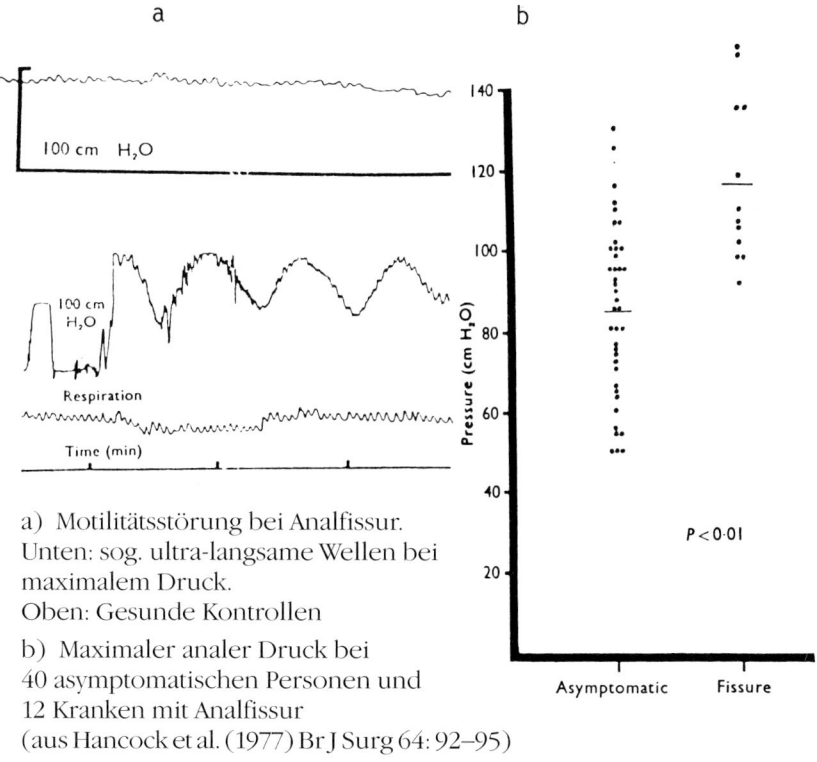

a) Motilitätsstörung bei Analfissur.
Unten: sog. ultra-langsame Wellen bei maximalem Druck.
Oben: Gesunde Kontrollen

b) Maximaler analer Druck bei 40 asymptomatischen Personen und 12 Kranken mit Analfissur
(aus Hancock et al. (1977) Br J Surg 64: 92–95)

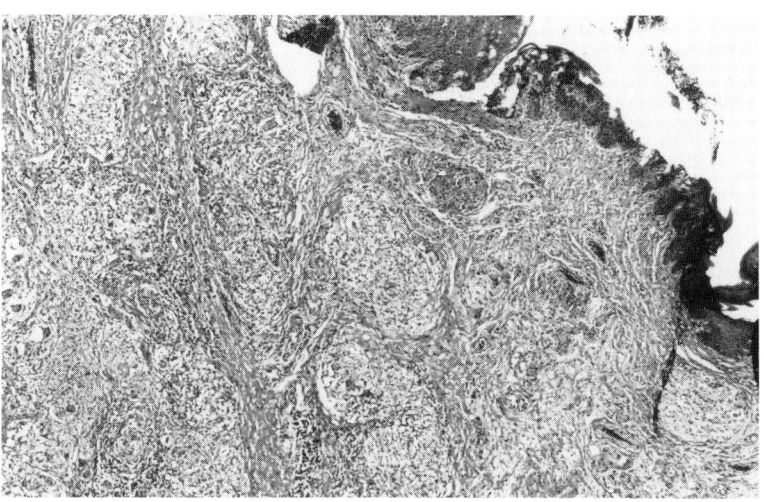

Analfissur bei Morbus Crohn: Zahlreiche kleine Epitheloidzellgranulome innerhalb des Granulationsgewebes. H. E.

Oder ist es manches Mal
Doch für die Fissur kausal?

Andrerseits: Bei manchem Riß
Ist der Anlaß ganz gewiß:
Keineswegs von ungefähr
Heißt er dann auch „sekundär".
Zu den altbekannten Gründen,
Die sich in den Büchern finden,
Zählt die Syphilis z. B.,
Ferner auch die Tbc.
Doch was früher häufig war,
Das ist heutzutage rar:
Heute sitzt der Morbus Crohn
Unbestritten auf dem Thron!

Manchmal ist auch die Fissur
Schlichte Traumafolge nur,
Denn der Anus ist bedroht
Einerseits von hartem Kot,
Andrerseits von vielen Dingen,
Die von außen in ihn dringen,
Und man findet deren Spuren
In Geschwüren und Fissuren.

Auch die Brut der Oxyuren
Macht in dieser Art Fissuren:
Ihre transanale Reise
Juckt in penetranter Weise,
Und so schafft sie indirekt
Die Fissur per Kratzeffekt!

Heilt die Wunde nicht spontan,
Tritt der Doktor auf den Plan
Und beseitigt mit Bravour
Und dem Messer die Fissur!

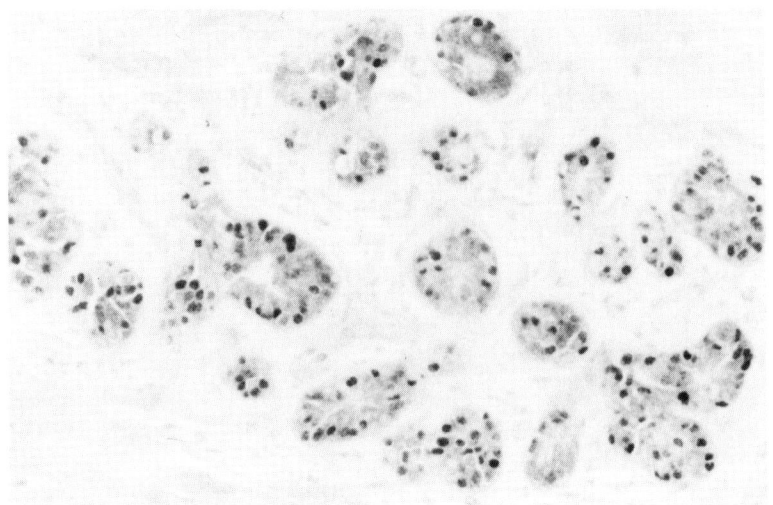

Immunhistochemischer Nachweis von Östrogenrezeptoren in Drüsenläppchen der normalen Mamma, erkennbar an der im Original roten, in der Abbildung schwarzen Kernfärbung der Epithelien.

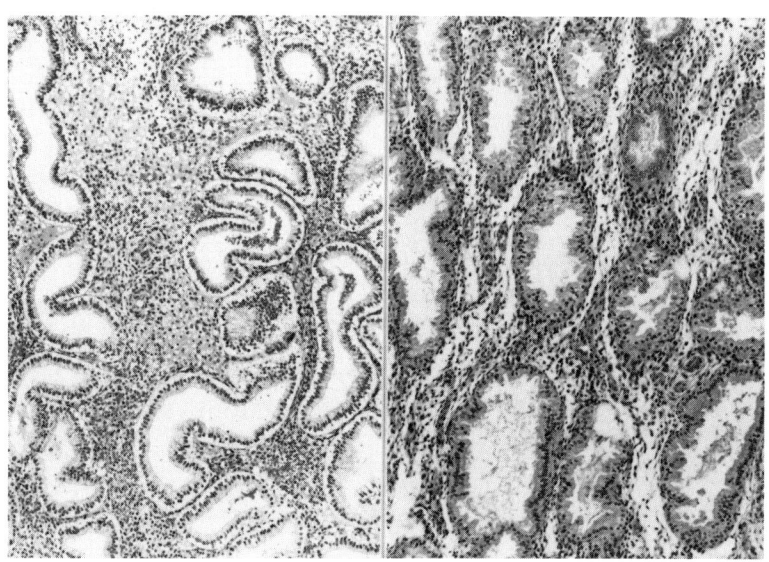

Endometrium in der frühen (links) und späten (rechts) Sekretionsphase mit geschlängelten, basal sezernierenden Drüsen (links) und sägeblattartig gefalteten, luminal sezernierenden Drüsen (rechts). H. E.

OVARIELLER ZYKLUS
und
BENIGNE OVARIALZYSTEN
oder
*Bewahret Euch vor Weibertücken**

Wir alle wissen es: Die Frauen
Sind schön und lieblich anzuschauen,
Weil definierte Körperstellen
Im Backfischalter mächtig schwellen –
Der Grund für viele Liebesarien!

Dahinter stecken die Ovarien!
Sie wecken in den Zielorganen
Ein rosarotes Frühlings-Ahnen,
Weil sich dort Rezeptoren finden,
Die Ovarialhormone binden.
Die Mamma und der Uterus
Besitzen sie im Überfluß!

Hormone aus der Hypophyse
Versenden frohe Liebesgrüße,
Die den Ovarien verkünden:
Es naht die Zeit der Liebessünden!
Wenn dann erst die Follikel reifen,
Dann ist für Puppen, Zöpfe, Schleifen
Im nächsten Wonnemonat Mai
Die Zeit vorüber und vorbei!
Ein Rädchen greift ins nächste Rädchen
Und läßt aus unbedarften Mädchen
Die heißbegehrten und verehrten
Beliebten Busenwunder werden.

Auch wird zugleich mit aller Macht
Der Zyklus nun in Gang gebracht.
Im ersten Teil bestimmt die Szene
Die Produktion der Östrogene:
Das Endometrium wird breiter,
Die engen Drüsen werden weiter,

---

* Mozart: Zauberflöte, II, 2 (Duett)

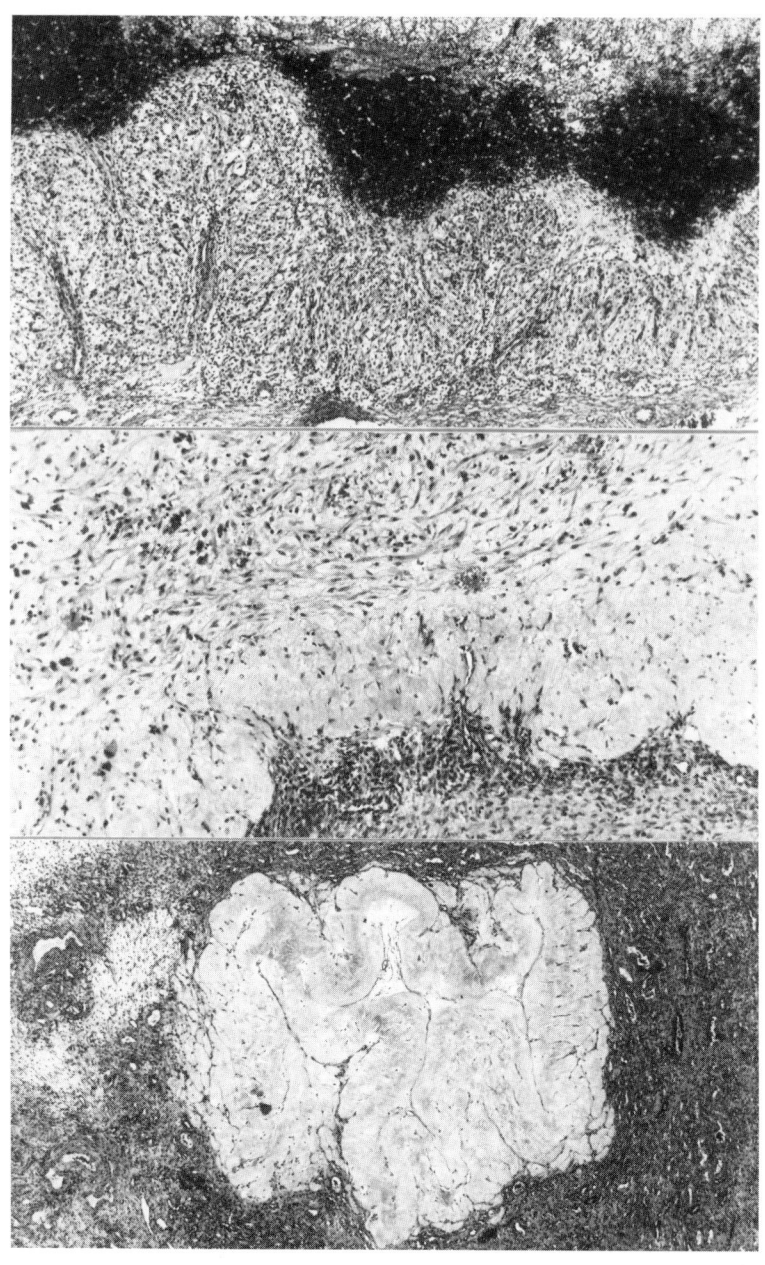

Verschiedene Phasen der Rückbildung des Corpus luteum und des Umbaus zum Corpus albicans. Oben: Frische Einblutung in die Lichtung des Corpus luteum („Corpus rubrum"). Mitte: Organisation der Einblutung durch Granulationsgewebe (im unteren Randbereich bereits hyaline Wand). Unten: Corpus albicans mit vollständiger Hyalinose. H.E.

Doch sind sie anfangs noch gestreckt,
Bald aber wechselt der Aspekt,
Wenn der Follikel rupturiert.
Ein jeder weiß, was dann passiert:
Der Körper baut die Reste um
Zu einem *Corpus luteum,*
Wo luteinisierte Zellen
Die Granulosa/Theka stellen.
Es produziert Progesteron,
Und dieses Steroidhormon
Erweitert jetzt die Drüsenspalten,
Legt deren Wandungen in Falten
Und läßt aus ihren Drüsenzellen
Sekret ins Drüsenlumen quellen.

Doch bald schlägt dem CL die Stunde,
Und es geht jämmerlich zugrunde.
Sein Ende gilt es zu beklagen
Bereits nach etwa vierzehn Tagen:
Die Zellen, anfangs groß und prächtig,
Sie werden mickerig und schmächtig,
Und schließlich schwinden sie dann ganz:
Es folgt das *Corpus albicans,*
Fibrös und später hyalin
Und rot gefärbt mit Eosin.

Nicht selten kommt es unversehens
Zu einer Störung des Geschehens:
Dann wird das Physiologen-Schema
Zum Pathologen-Lehrbuch-Thema,
Um die Studenten auszurüsten
Mit Wissen über all die Zysten,
Die sich aus Eierstocks-Follikeln
Zu stolzer Größe oft entwickeln.

An erster Stelle auf der Liste:
Die *einfache Follikelzyste*.

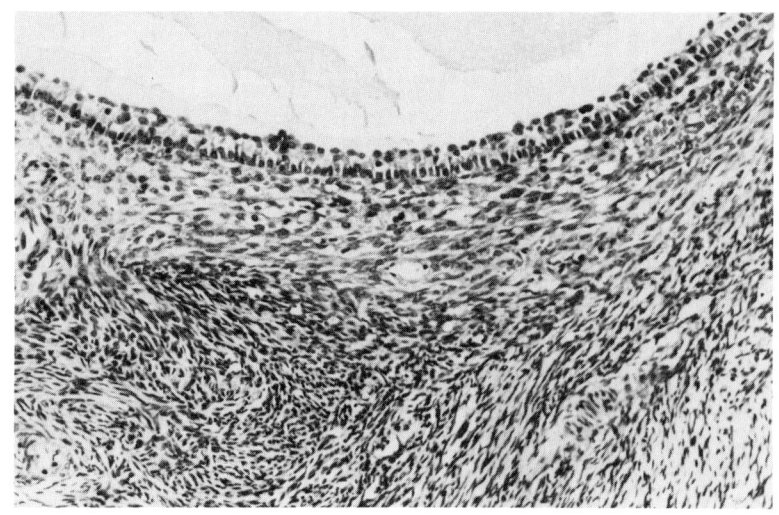

Wand einer Follikelzyste des Ovars. Innen Follikelepithelien. Daran anschließend Thecazellen. Ganz außen Ovarialstroma. H.E.

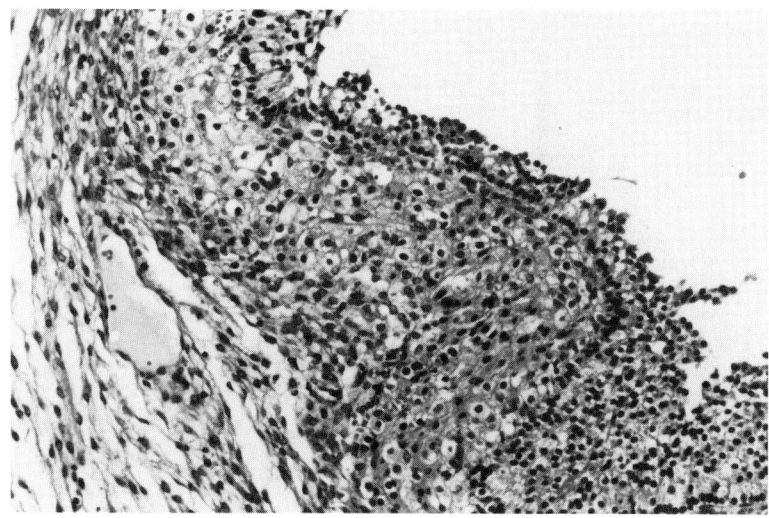

Wand einer Follikelzyste mit Luteinisierung der Thekazellschicht. H.E.

Die Innenwand in diesen Fällen
Besteht aus Granulosazellen.
Ein Netz aus Gitterfasern flicht
Sich außen um die Thekaschicht.
Die Wand ist glatt, die Lichtung weit
Und voll seröser Flüssigkeit.
Die Zysten bilden sich zum Glück
Meist binnen kurzer Zeit zurück.

Auch *Corpus-luteum-Zysten* gelten
Berechtigt keinesfalls als selten.
Das Blut in ihrer Zystenlichtung
Weist manchmal in die falsche Richtung,
Denn wenn es in die Zyste blutet,
Wird am OP-Tisch oft vermutet
Ein Herd der Endometriose:
Das ist die falsche Diagnose!
Man sieht ein schwefelgelbes Band
Als Innenschicht der Zystenwand.
Im Mikroskop erweist sich schnell:
Es sind die Zellen des CL,
Die, vollgestopft mit Steroiden,
Die leuchtend gelbe Farbe bieten.

In *Wochenbett* und *Schwangerschaft*
Wird selten – aber riesenhaft –
Zur Zyste das CL gebläht*,
So daß es in Verdacht gerät,
(Allein schon wegen seiner Größe),
Es sei prognostisch eher böse.
Auch läßt sich keineswegs bestreiten:
Die Zellen, die die Wand bekleiden,
Besitzen polymorphe Kerne,
Und so erinnern sie von ferne
An einen schlimmen Tumorherd,
Doch das ist Gott sei Dank verkehrt!

---

* Sog. „große luteinisierte Follikelzyste der Schwangerschaft und des Wochenbettes".

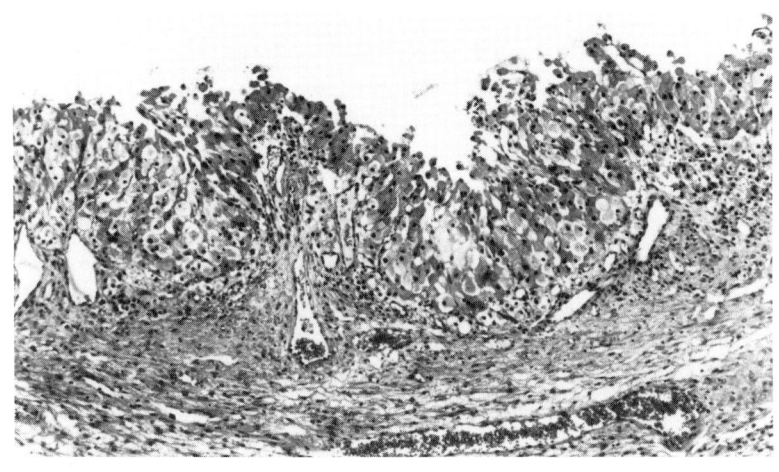

Wand einer Corpus-luteum-Zyste des Ovars mit regressiv veränderten Granulosaluteinzellen. H.E.

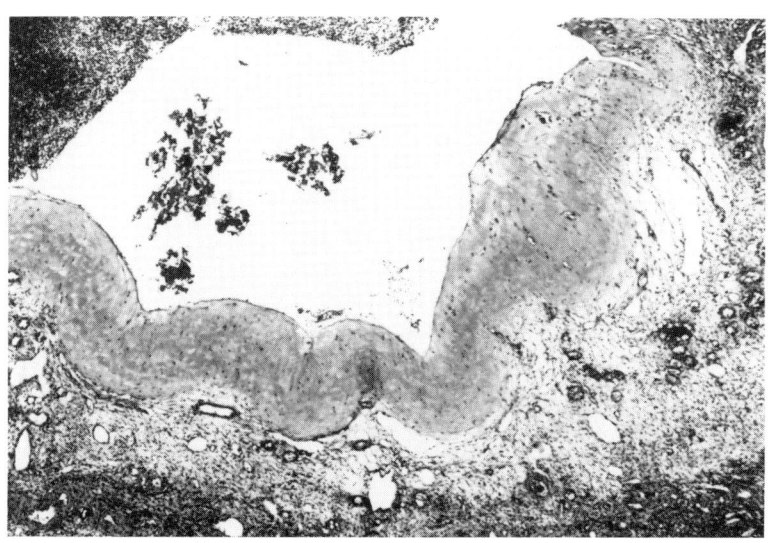

Wand einer Corpus-albicans-Zyste des Ovars. Auf der inneren Oberfläche einige aufgelagerte Erythrozyten. H.E.

Ein weiterer Hormoneffekt
Ist alles, was dahinter steckt;
Und jener ist im Mutterkuchen
Und seinem hcG zu suchen.

In dieser Kette ganz am Schwanz
Folgt nun das *Corpus albicans*.
Ein Hohlraum kann in ihm entstehen,
Doch wird man keine Zellen sehen,
Die seine Wände tapezieren –
Man kann nur Hyalin notieren,
Wenn man die Zysten-Innenhaut
In seinem Mikroskop beschaut
(Weswegen man wohl sagen müßte:
Das hier ist eine *Pseudo-Zyste!*).

Die Zysten, die ich jetzt bespreche,
Entstehen an der Oberfläche,
Aus jener Zellschicht abgeschnürt,
Die lange Müller's Namen führt,
Denn jener hatte früh erkannt
(„Keimepithel" sie drum benannt)
Die große Vielfalt der Potenzen,
Die fast schon an ein Wunder grenzen:
Mal sind sie endosalpingial,
Mal eher endozervikal
Und manchmal endometrioid –
Ein kleiner, feiner Unterschied!
Man sieht: Die „*Einschlußzysten-Wand*"
Ist mikroskopisch int'ressant.
Die Zysten liegen oberflächlich,
Sind klein und völlig nebensächlich.

Dies gilt auch für die „*simple Zyste*",
Von der man liebend gerne wüßte,
Aus welchen Zellen sie entsteht.
Das Wissen ist nicht sehr konkret,

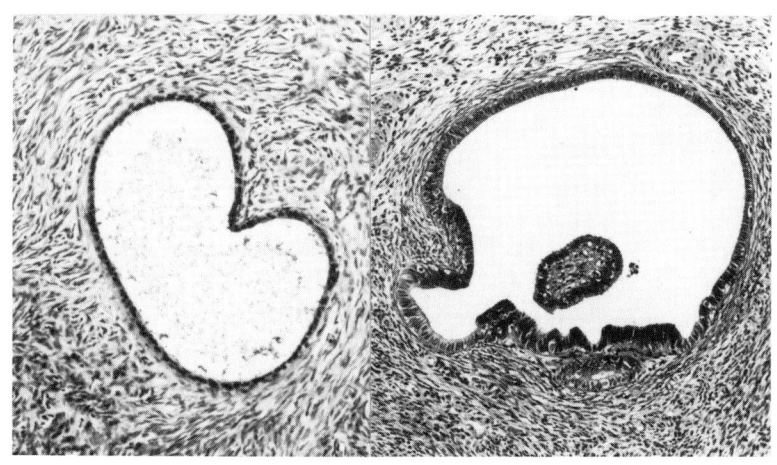

Einfache (simple) Ovarialzyste (links) und Endosalpingiose-Zyste (rechts). H.E.

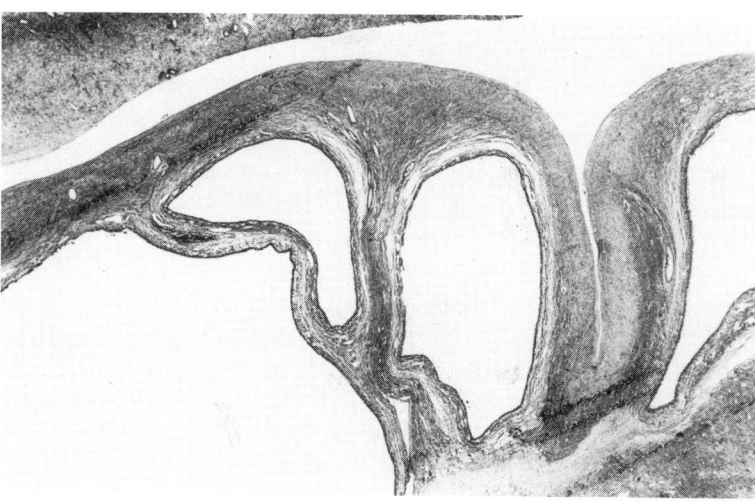

Ovar bei Stein-Leventhal-Syndrom: Fibrose der Rinde, zahlreiche subkortikale Follikelzysten. H.E.
(Präparat Frau Prof. Dr. G. Dallenbach-Hellweg, Mannheim)

Es ist stattdessen reichlich vage:
Was man erkennt, ist eine Lage
Von Zellen, kubisch und normal;
Doch manchmal sind die Wände kahl,
Die Herkunft bleibt dann unergründlich
(Doch sicher ist sie nicht entzündlich).

Die meisten Zysten bis hierher
Sind in der Regel solitär,
Bisweilen sieht man zwar ein paar
Im einen/anderen Ovar,
Doch was es jetzt zu schildern gilt,
Ist ein besond'res Krankheitsbild:

Das *polyzystische Ovar*
Ist alles andere als rar:
Man findet die Besonderheit
Bei fünf Prozent der Weiblichkeit!
Bisweilen trifft's nur eine Seite,
Doch in den meisten Fällen beide.
Die Eierstöcke sind zu groß,
Doch sozusagen tatenlos:
Die Rindenschicht ist fibrosiert –
Was an Follikeln existiert,
Hat keine Chance sich zu rühren,
Weil derbe Fasern sie umschnüren.
Die Faserschicht ist zu hermetisch,
So werden sie denn halt atretisch,
Und weil aus solcherlei Follikeln
Bevorzugt Zysten sich entwickeln,
So stellt ein Schnitt durch das Ovar
Oft Dutzende von Zysten dar!

Die Frauen sind bei diesem Leiden
Weiß Gott von keinem zu beneiden!
Der Körper treibt ein arges Spiel:
Das Bild der Frauen wird viril,

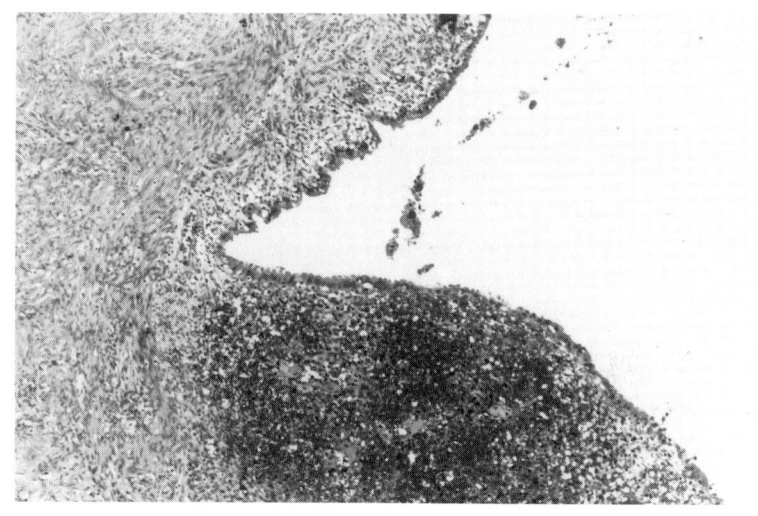

Wand einer Endometriosezyste des Ovars mit Einblutungen in das Gewebe. H.E.

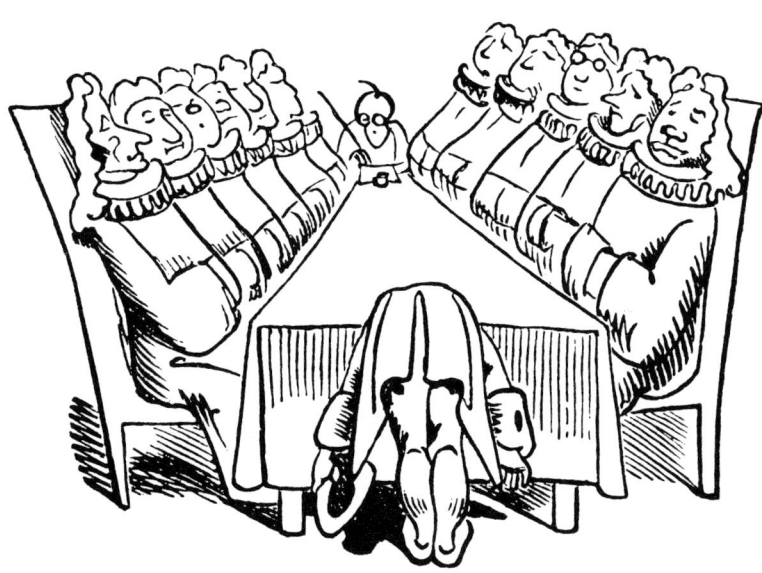

Examen – wie es früher einmal war, ganz ohne multiple choice! (Aus Wilhelm Busch: Bilder zur Jobsiade, 6. Kapitel: Hieronymus vor der geistlichen Prüfungskommission).

Vermißt wird auch die Monatsregel,
Sie streicht in jedem Fall die Segel –
Symptom addiert sich zu Symptom
Hin zum *Stein-Leventhal-Syndrom.*
Um diese Krankheit zu sanieren,
Kann man die Frauen operieren
(P.S. Stattdessen wendet man
Auch Anti-Androgene an):
Die derbe Rinde wird durchtrennt,
Man exzidiert ein Keilsegment,
Denn die Entfernung dieser Zwickel
Befreit die Primordialfollikel
Aus ihrem viel zu engen Kleid
Und macht sie endlich sprungbereit!

Multiple Zysten gibt's indes
(Doch selten) auch beim *OHS**,
Wobei die ganze Zystenschicht
Durch sattes Schwefelgelb besticht.
Dies kommt durch HCG zustande,
Denn es bestehen enge Bande
Vom Mutterkuchen zum Ovar,
Und damit ist die Sache klar:
Wo Trophoblast im Überschuß,
Da HCG im Überfluß –
Und daher sieht man dies z.B.
Bei Molen und bei EUG.

❋

Wer kennt die Zysten, nennt die Namen!
Bedrohlich naht schon das Examen:
Das Lernen ist zwar eine Last,
Doch haben Sie gut aufgepaßt,
So können Sie sich darin brüsten
Mit Ihrem Wissen über Zysten!

---

* OHS = Ovarielles Hyperstimulations-Syndrom.

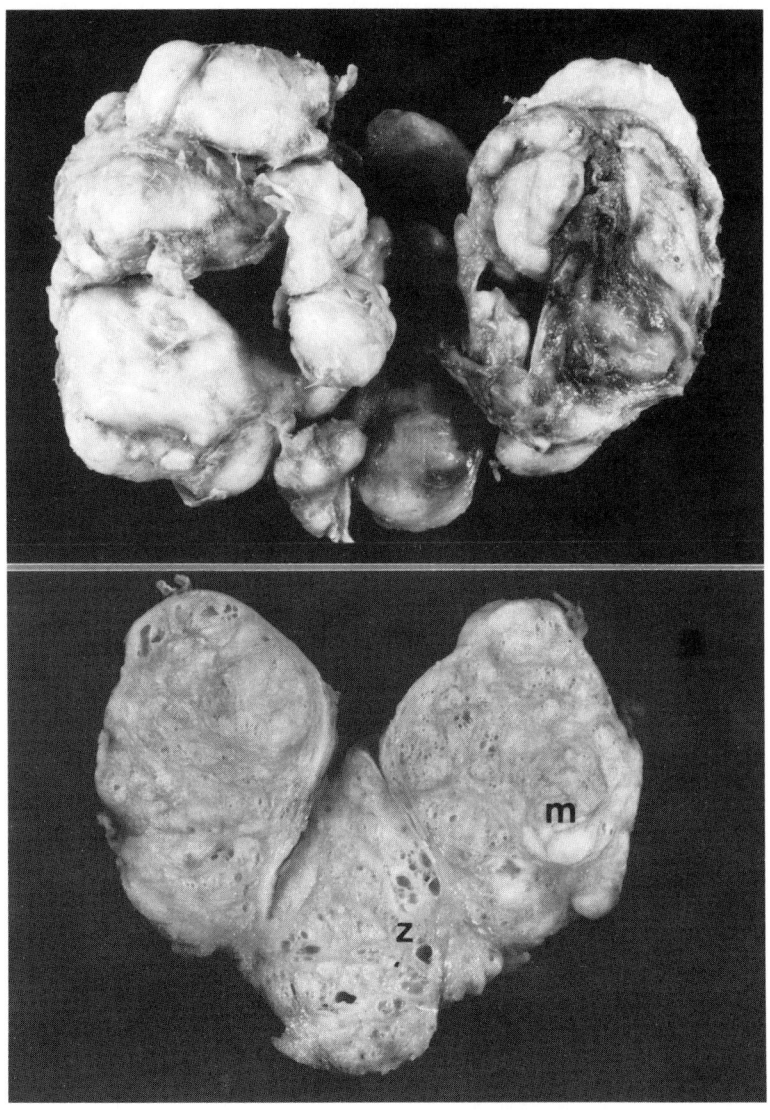

Nodöse Prostatahyperplasie, Prostatatektomie-Präparat. Oben: Ansicht von außen: Zahlreiche Knotenbildungen. Unten: Frontalschnitt durch das OP-Präparat: Unterschiedlich große Knoten, z.T. weiß und derb (Fibrome/Myome [m]), z.T. mit zystisch erweiterten Drüsen (Z).

NODÖSE PROSTATAHYPERPLASIE
oder
*Hic haeret aqua**

Der Mensch, wie jeder Doktor weiß,
Zeigt häufig Zeichen von Verschleiß,
Denn die Organe seines Leibes
(Sowohl des Mannes als des Weibes)
Sind kompliziert und leider meist
In späten Jahren arg vergreist:
Das Dasein können sie vermiesen,
Die Prostata gehört zu diesen.

Für ihre weitverzweigten Drüsen
Muß mancher Mann mit Leiden büßen,
Weil diese zur Entzündung neigen
Und ferner Wachstumsneigung zeigen.
Auf diesem Weg entstehen Knoten
Am Blasenhals und Blasenboden.
Das Hemmnis in der Wasserleitung
Wird selbst zum Thema für die Zeitung,
Speziell zur Sauregurkenzeit
Tritt man den Stoff genüßlich breit
Und propagiert in frohem Ton
Teils Pillen, teils die Kompression
(Man kann heut auch durch Druck von innen
Dem Wasser freie Fahrt gewinnen!),
So daß die vielen, die betroffen,
Auf Linderung und Heilung hoffen.

Wie dem auch sei: Zum Urologen
Fühlt sich der Kranke hingezogen,
Und jener greift gewöhnlich schnell
a) zum Katheter, b) Skalpell.
Gleich einem Wunder folgt die Wende
Hinweg von der „Altherrenspende"
Zum altgewohnten Wasserstrahl
So schön wie anno dazumal.

---

* Hier bleibt das Wasser stehen. (Cicero: Über die Pflichten, III, 33,117)

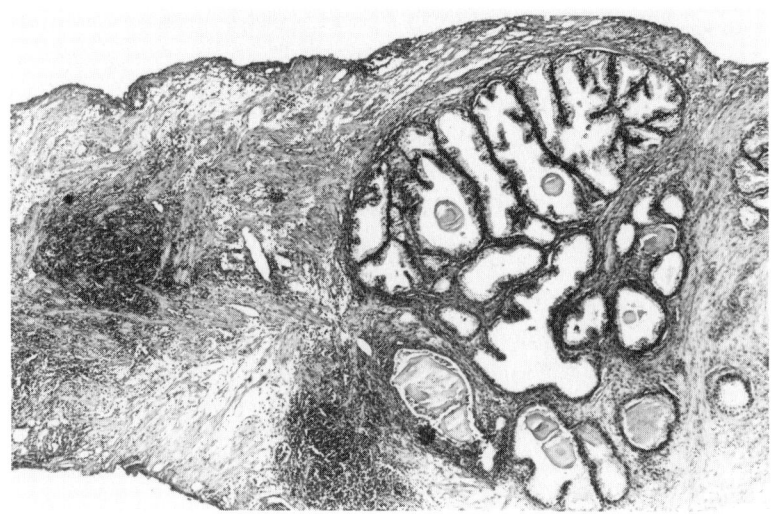

Nodöse Prostatahyperplasie: Knoten aus proliferierten tubulo-alveolären Drüsen, z. T. mit erweiterter Lichtung und eingedicktem Schleim mit Umwandlung in Corpora amylacea. Chronische unspezifische Prostatitis mit (im Bild schwarzen) Lymphozyteninfiltraten. H.E.

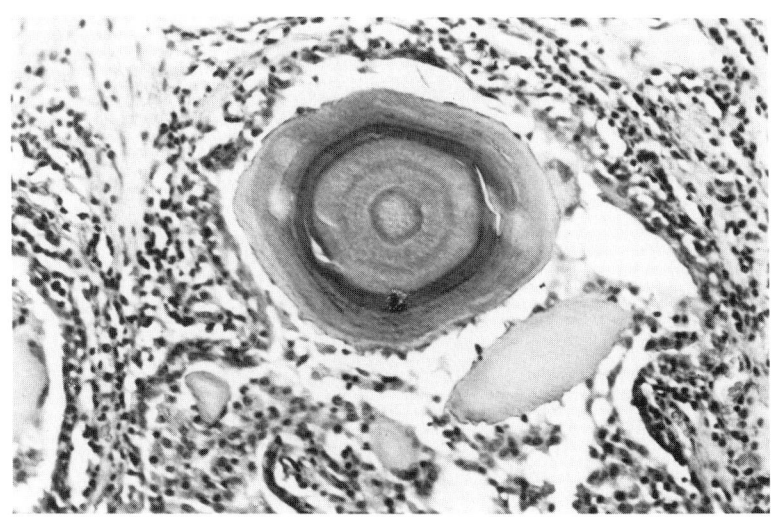

Erweiterte Drüse mit Corpus amylaceum und chronischer unspezifischer Umgebungsentzündung. H.E.

Der Urologe schickt die Späne
(Kaum nötig, daß ich dies erwähne)
In das Labor des Pathologen:
Dort werden sie zuerst gewogen,
Sodann in Alkohol entfettet,
In heißes Paraffin gebettet,
Am Mikrotom zerlegt in Scheiben,
Gefärbt, und daß sie haltbar bleiben,
Mit einem Deckglas eingedeckt,
Danach am Mikroskop gecheckt:

Dort kann man alle Dinge sehen,
Die in den schlauen Büchern stehen:
Es werden einem Drüsenknoten
Und Körperchen aus Kalk geboten,
Die liegen in der Drüsenlichtung
Und zeigen eine hübsche Schichtung:
Der retinierte dicke Schleim
Ist für den Stein der rechte Keim,
Er nimmt noch Kalziumsalze auf,
So nimmt das Schicksal seinen Lauf!
Oft sind auch Knoten festzustellen
Aus Fibrozyten, Muskelzellen,
Denn auch das Drüsenmesenchym
Vermehrt sich manchmal ungestüm.
Nicht selten prägt den Ort der Tat
Am Ende noch ein Infiltrat
Aus allerlei Entzündungszellen,
Die heimlich sich hinzugesellen.

❉

Die Prostata, so zeigt sich leider,
Stimmt nur im frühen Alter heiter,
Danach wird das Vergnügen kärger,
Und später macht sie nichts als Ärger!
Die Ektomie beweist es schlüssig:
Sie ist im Grunde überflüssig
Und zwar ein Werk von Gottes Gnaden,
Doch konstruktiv vorbeigeraten!

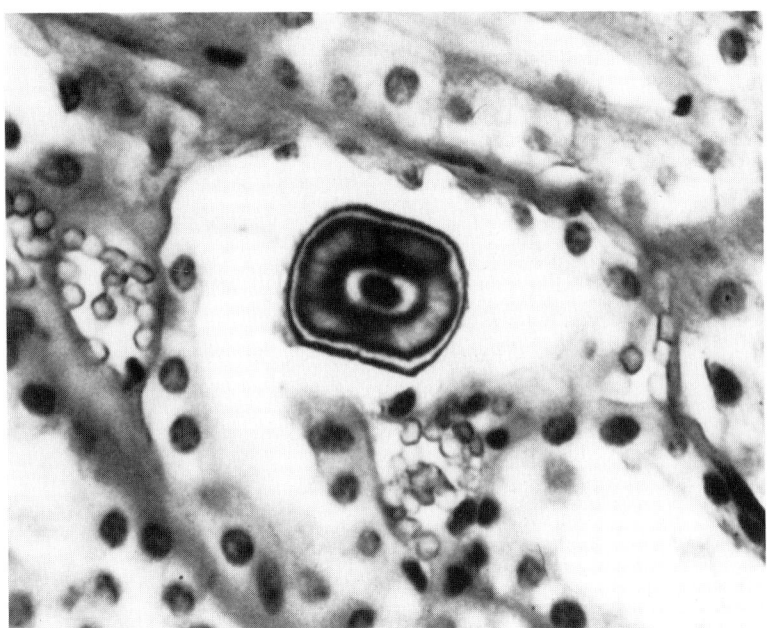

Tonnenförmiger, konzentrisch geschichteter Mikrolith mit angedeutet radiärer Innenstruktur an der Aufzweigung eines proximalen Sammelrohrabschnittes (wahrscheinlich gemischter Kalziumoxalat-Phosphat-Mikrolith). H.E. Präparat Prof. Schubert/Wuppertal.

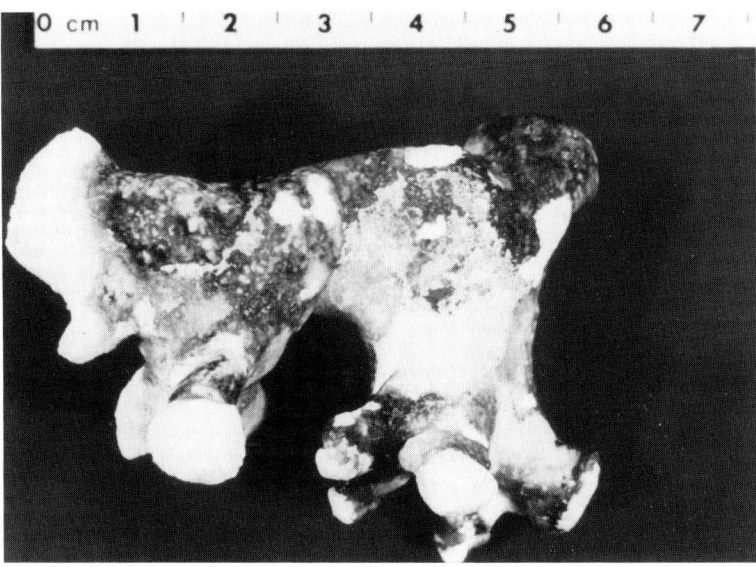

Hirschgeweihartig verzweigter Nierenbeckenausgußstein (Phosphat-Oxalat-Stein). Präparat Prof. Schubert/Wuppertal.

UROLITHIASIS
oder
*Seufzer sprengen keine Steine**

Für die Nierenstein-Genese
Gibt es diese Hypothese:

Von renalen Mikrolithen
Führt der Weg in kleinen Schritten
Langsam, aber konsequent,
Hin zum großen Konkrement.
Hin und wieder liegen sie
Primär in den Tubuli,
Hin und wieder auch primär
Erst mal extratubulär,
Doch auch diese Konkremente
Treten schließlich durch die Wände,
Und, vergleichbar kleinen Krumen,
Liegen sie danach im Lumen.
Sie bestehen anfangs ganz
Aus organischer Substanz,
Doch mit Kalzium und Phosphaten
Wird die Matrix dann beladen,
Auch Urate und Zystin,
Oxalate und Xanthin
Können in bestimmten Steinen
Mal im Übermaß erscheinen.
Füllt der Stein dann wie ein Ei
Oder wie ein Hirschgeweih
Kelchsystem und Nierenbecken,
Bleibt er notgedrungen stecken,
Denn die Lichtung des Ureter
Mißt nur ein paar Millimeter!

Weil der Stein die Schleimhaut reizt
Und das Nierenbecken spreizt,

---
* Sprichwort

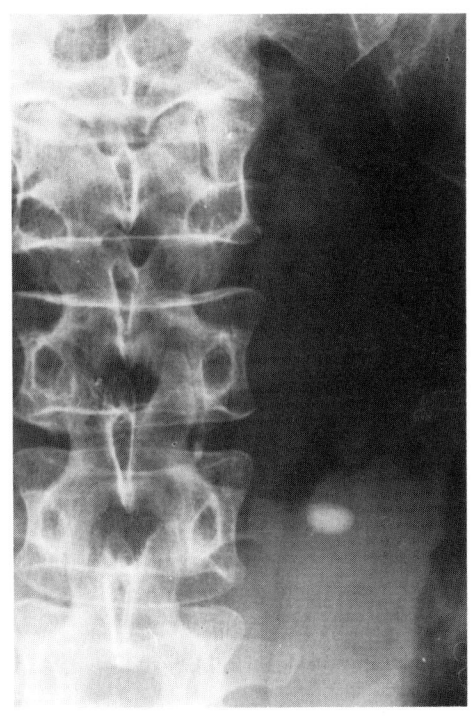

Röntgenaufnahme eines in den linken Ureter eingeklemmten Konkrementes (Urolog. Klinik Wiesbaden, Prof. Dr. Köllermann).

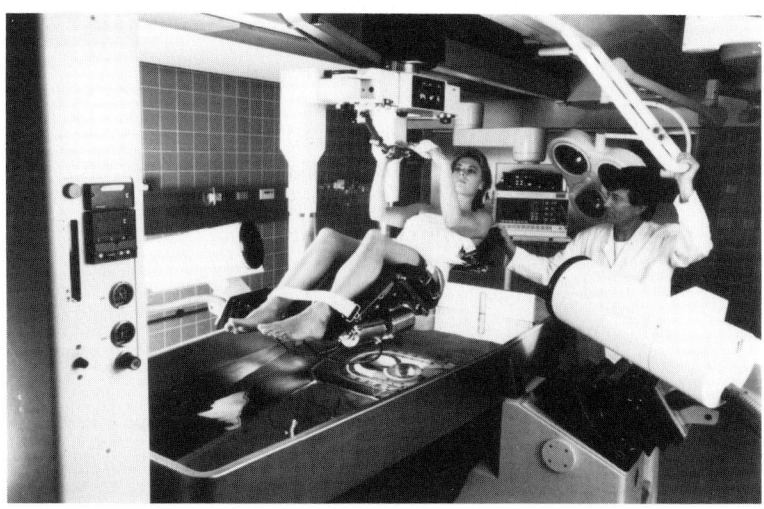

Der erste Nierensteinzertrümmerer (Dornier Lithotripter HM 3), die „Badewanne". Die heutige Generation der Lithotripter kommt ohne Wasser aus (Werksfoto Dornier Medizintechnik GmbH, München).

Kann er zur Entzündung führen
Vom Katarrh bis zu Geschwüren.
Durch die Tubuli der Nieren
Können Keime aszendieren,
Und in solchen Nierenrinden
Lassen sich Abszesse finden:
Holland ist in höchster Not,
Weil die Urospesis droht!

Nur die kleineren Vertreter
Gleiten ab in den Ureter:
Unterhalb der Lichtungsmaße
Rutschen sie bis in die Blase,
Doch bei größerem Format
Wird die Sache delikat:
Der Ureter, sonst elastisch,
Wird mit einem Male spastisch,
Und er klemmt den Nierenstein
In die enge Lichtung ein.
So entsteht der Kolikschmerz,
Wahrlich alles, nur kein Scherz!

Gut, wer sich beizeiten kümmert!
Heute wird der Stein zertrümmert:
Nicht mit Zangen aus Metall,
Nein, mit schlichtem Ultraschall
Haut man in der Badewanne
Nierensteine in die Pfanne!
Die Zertrümmerungsmaschinen
Kosten Berge von Zechinen,
Und bei leeren Steuerkassen
Seh ich Norbert Blüm* erblassen,
Fragt er sich doch sorgenvoll,
Wer das noch bezahlen soll!

Damit, sage ich hier kritisch,
Wird der Nierenstein politisch:

---

* Dieser Text entstand 1987. Inzwischen haben wir einen neuen Gesundheitsminister. Seinen Namen zu nennen, hieße Eulen nach Athen zu tragen – oder?

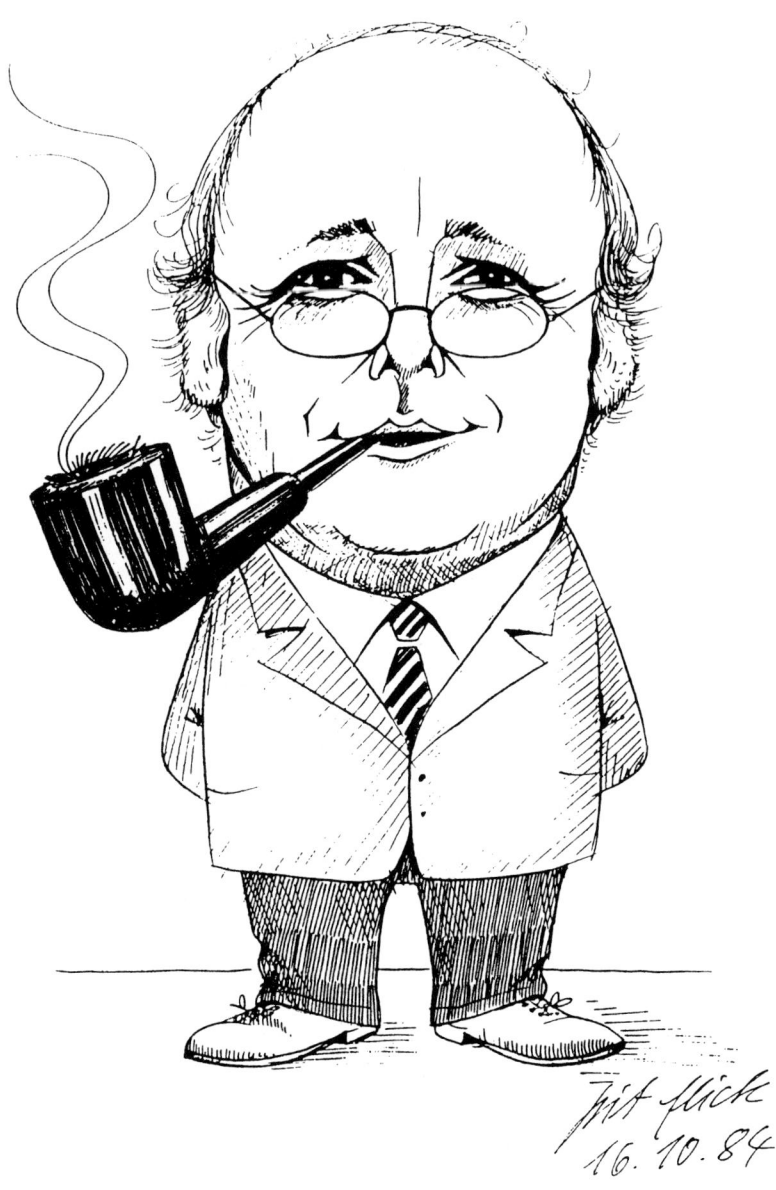

Bundesminister Norbert Blüm – Karikatur von Pit Flick aus dem Jahre 1984, freundlicherweise überlassen vom Betroffenen.

Dem Patient in seiner Qual
Ist, *wer* zahlt, total egal!
Auch die *Höhe* der Gebühren
Wird ihn keineswegs berühren.
Er will eines nur allein:
Fort mit seinem Nierenstein!

Und da muß man halt bezahlen –
Auch in Hinblick auf die Wahlen!

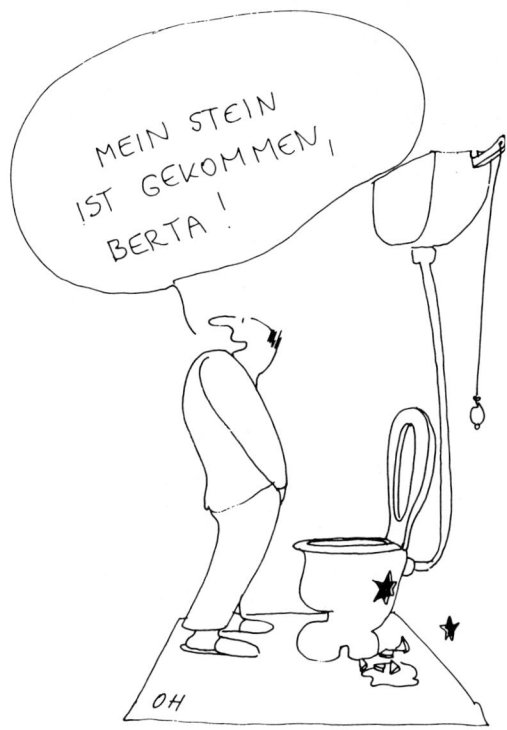

Karikatur von Oswald Huber aus „Pillenfieber". Die Medizin in der Karikatur".
Rosenheimer Verlag.

Sage einer, Bundesminister hätten keinen Humor! Von Norbert Blüm – Ritter des „Ordens wider den tierischen Ernst" – war mir dies allerdings schon bekannt. Also habe ich ihn, nachdem er im vorigen Kapitel erwähnt worden war, um ein Selbstportrait gebeten. Es kam, gleich doppelt: als Gedicht und als Karikatur. Hut ab vor seiner Person! Die Karikatur steht auf Seite 122. Das Gedicht folgt hier:

Dr. Norbert Blüm
Bundesminister
für Arbeit und Sozialordnung

>Ich steh für Arbeit und Soziales,
>Für Humoristik und Verbales,
>Und streite stets als Norbert Blüm
>Für den Sozialstaat ungestüm.
>
>Und als Minister sag ich Ihnen:
>Zu meinem Amt gehört das Dienen.
>Ich bin gewählt von unsrem Volke
>Und lebe nicht auf einer Wolke,
>Ich habe keine Zeit zum Schweben,
>Ich steh mit beiden Füß' im Leben,
>Denn das Soziale ist mein Fach,
>Das hält mich fit, das hält mich wach!
>
>Ich tu mein Werk so gut ich kann,
>Und bin ich eines Tages dran,
>Steh dann beim Petrus vor dem Tor
>Und hör von fern den Engelschor,
>Dann muß der liebe Gott entscheiden,
>Wo ich dann werde ewig bleiben!
>
>Das sagt Ihnen ganz unverblümt
>Ein Mensch, als Norbert Blüm berühmt!

Keine Frage: Ein solches Selbstportrait verlangt eine angemessene Antwort. Sie hat ihn postwendend erreicht:

Verehrter Herr Minister Blüm,

Ihr Name steht als Synonym
Für Mutterwitz statt alter Platten
In Bonner Parlamentsdebatten.
Doch nachts bedroht ein Ungetüm
Die Träume des Ministers Blüm:
Die MEDIZIN! Sie ist zu teuer!
(Und dies bei leerer Steuer-Scheuer!).
Ein jeder neuer Apparat –
Ein Alptraum für den Vater Staat!
Denn leider wünschen sich die Wähler
Nur hochmoderne Hospitäler.
Da ist der Spielraum äußerst schmal:
Sonst kommt die Quittung bei der Wahl!

Wir brauchen, Herr Minister Blüm,
Ein starkes nervliches Kostüm,
Denn beide schaun wir in die Röhre:
Sie – wie ich in den Medien höre –
Weil Masse in der Kasse fehlt –
Ich, weil es zum Berufsbild zählt,
Daß ich mit Sorgfalt und Routine
Mich meines Mikroskops bediene.
So eint ein weitgespannter Bogen
Politiker und Pathologen!

Mit besten Grüßen

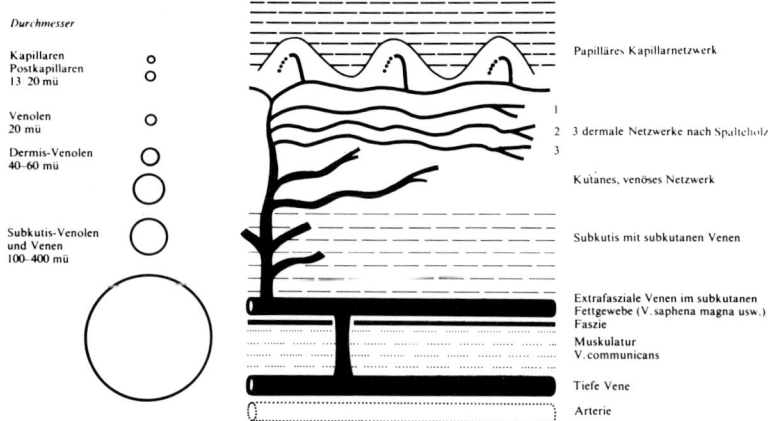

Der venöse Blutabfluß aus der Haut in die tiefen Venen (aus Leu HJ: Histopathologie der peripheren Venenerkrankungen. Huber, Bern Stuttgart Wien, 1971, S. 26).

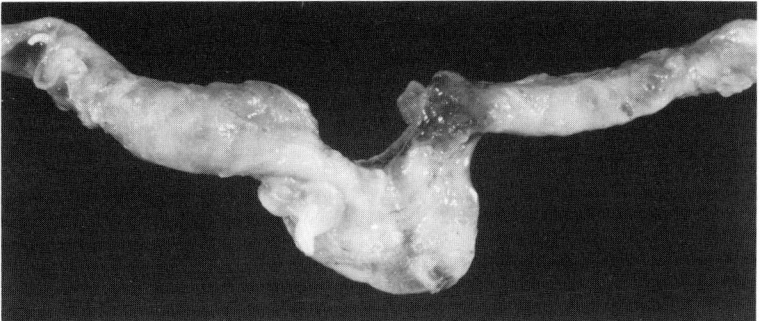

Varixknoten vom Unterschenkel.

VARIZEN
oder
*Im schönsten Apfel sitzt der Wurm**

Varizen sind ein schlimmer Schaden
Für wohlgeformte Damenwaden:
Wer die Bescherung sich beschaut,
Kriegt manchmal eine Gänsehaut:
Nicht Nylons sind jetzt mehr der Trumpf,
Vielmehr der derbe Gummistrumpf,
Und jedes echte Männerherz
Erfüllt ein solches Bild mit Schmerz!

Doch auch die jugendliche Pose
Vonält'ren Herrn in kurzer Hose
Verliert beträchtlich an Effekt,
Wenn man Varizen dort entdeckt!

Das Übel resultiert aus schlappen
Insuffizienten Venenklappen,
Denn diese sind dafür gebaut,
Daß sich das Venenblut nicht staut.
Wenn dieser Apparat erschlafft,
Dann ist der Rückstrom mangelhaft,
Die Venen werden mit der Zeit
Infolgedessen viel zu weit,
Und sie beginnen sich zu schlängeln,
Zu Konvoluten gar zu drängeln.
Wie man im Mikroskop erblickt,
Sind auch die Wände stark verdickt,
Es bilden sich die Varixknoten,
Und große Vorsicht ist geboten:
Nicht selten kommt es zur Thrombose,
Und sitzt der Thrombus ziemlich lose,
So trägt das Blut ihn manchmal fort
Von hier zu einem andern Ort
(Man spricht dabei von „Embolie",
Und jeder Doktor fürchtet sie!).

---

* Sprichwort

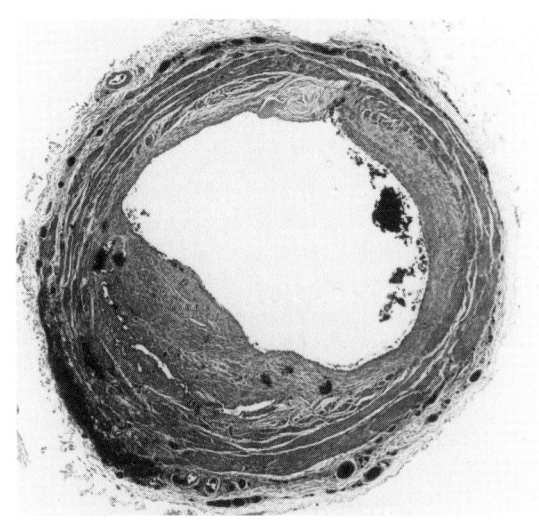

Querschnitt durch einen Varixknoten des Unterschenkels. H.E.

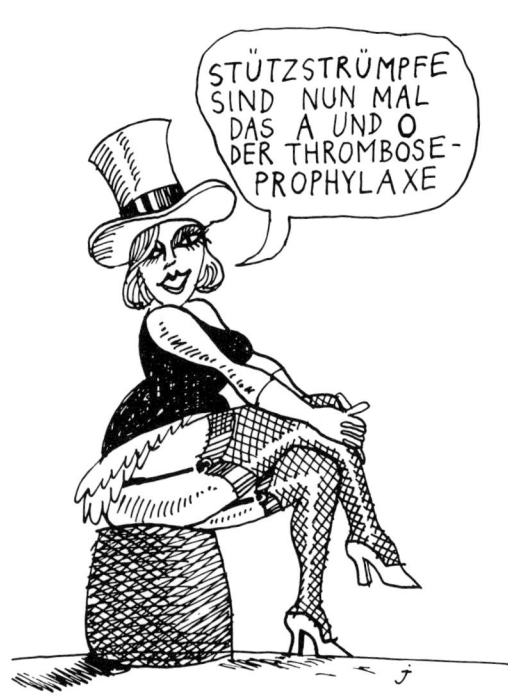

Aus: Pillenfieber. Die Medizin in der Karikatur. Rosenheimer Verlagshaus, 2. Auflage 1985, Karikatur von Jan Tomaschoff (Solingen).

Der Pfropf gelangt ins rechte Herz,
Von wo das Blut ihn lungenwärts
In Richtung Pulmonalis treibt,
In der er schließlich steckenbleibt.
Geschieht dies weiter peripher,
So sind die Folgen nicht so schwer,
Doch steckt der Embolus zentral,
Ist der Verlauf dann oft fatal.

Die Haut des Beines ist verfärbt,
Livide, dünn und wie gegerbt,
Und in dergleichen Hautgefilden
Kann sich ein *Ulcus cruris* bilden.
Der Ulkusgrund ist meistens schmierig
Und die Behandlung längerwierig.
In ganz besonders schweren Fällen
Ist nichts mit Salben zu bestellen,
Und auch die Waffe „Gummistrumpf"
Erweist sich leider oft als stumpf.
Dann helfen hier zum guten Ende
Nur goldene Chirurgenhände!

Man kann es drehen oder wenden:
Varizen sind für den Patienten
Kosmetisch störend, eine Qual,
Nicht ungefährlich allemal.
Drum soll die Venen man trainieren
Mit Sport, Gymnastik und Massieren:
Wer sich an diese Regel hält,
Spart Ärger und am Ende Geld!

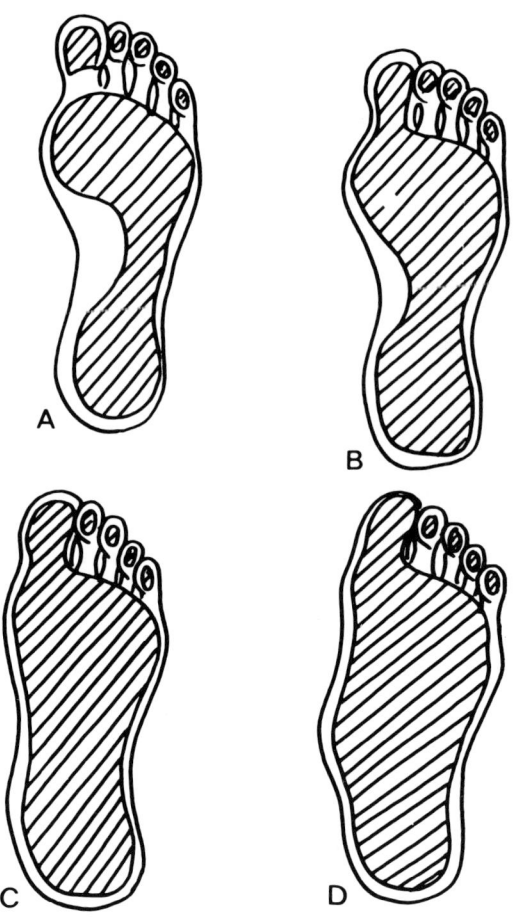

Fußabdrücke bei gesundem Fuß (A) und bei Pes planovalgus 1. Grades (B), 2. Grades (C) und 3. Grades (D). Aus: Regnauld B: The Foot. Springer, Berlin Heidelberg New York Tokyo, 1986.

PES PLANUS
oder
*Beati possedentes**

Hat der Mensch ein Fußgewölbe,
Flach wie Hamburg an der Elbe,
Sagt man, daß er einen Platt-
Respektive Senkfuß hat.
Dieser stellt sich sonnenklar
Auf der Abdruckfolie dar:

Ist das Fußskelett normal,
Ist der Abdruck außen schmal,
Nur die Ballen der 5 Zehen
Und der Ferse sind zu sehen,
Doch ein Abdruck wird vermißt,
Wo das Fußgewölbe ist,
Jenes nämlich wölbt sich hier
Über dem Kopier-Papier!

Andrerseits: Bei plattem Fuß
Gleicht der Abdruck dem des Schuhs,
Denn man sieht in voller Breite
Ihn auch auf der Innenseite,
Und so wird der Elefant
Uns beim Abdruck artverwandt.

Für das platte Fußgewölbe
Ist die Causa stets dieselbe:
Leider fehlt den Muskelzügen,
Die den Fuß zusammenfügen,
Sozusagen Saft und Kraft,
Sie sind mächtig abgeschlafft!
Mit besagter Muskelschwäche
Zahlt der Plattfuß-Mensch die Zeche,
Daß die Ahnen sich vor Welten
Auf die Hinterbeine stellten.

---

* Glücklich die Besitzenden. Horaz: Oden 4,9,45

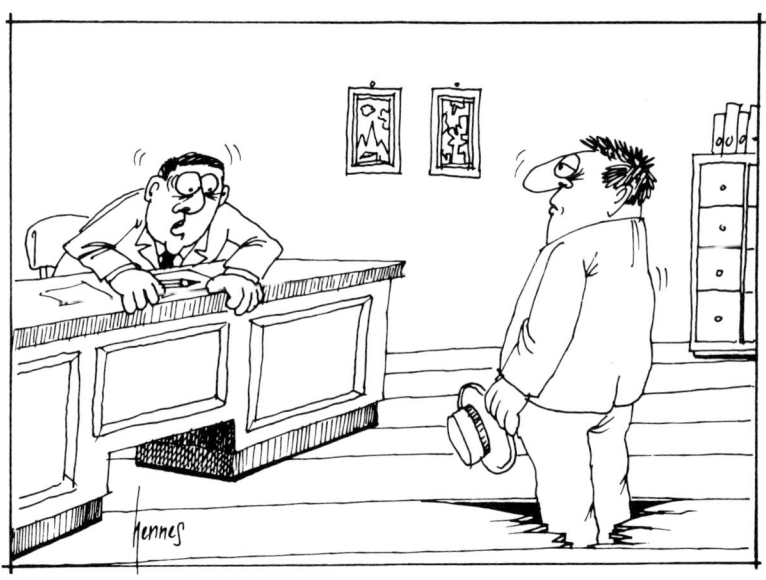

„Und seit wann haben Sie die Senkfüße schon?" Karikatur von Hans Biedermann aus „Medizynische Heulkunde", Jungjohann, Neckarsulm-München, 1988.

>Das Gewicht auf seinen Füßen
>Läßt ihn bitter dafür büßen,
>Macht das Fußgewölbe schwach,
>Und allmählich wird es flach.
>
>Die Tendenz ist angeboren,
>Doch auch andere Faktoren
>Sind beim Plattfuß mit im Spiel:
>Erstens: Wiegt der Mensch zuviel,
>Ist der Fuß an diese Last
>Nicht genügend angepaßt.
>Zweitens: Hartes Straßenpflaster
>Unterstützt noch das Desaster –
>Oben lastet manches Pfund,
>Unten drückt der Untergrund.

Beide kriegen im Verein
Jedes Fußgewölbe klein!

Statt Gewölbe nunmehr Senke:
Es versteifen die Gelenke,
Bald schon folgt die Diagnose
„Senk- und Spreizfuß mit Arthrose",
Schließlich stellt sich obendrein
Noch ein Hallux valgus ein.

Nutzen aus dergleichen Schäden
Ziehen nur die Orthopäden,
Und dann wird der Krankheitsfall
Von der Uhl zur Nachtigall.

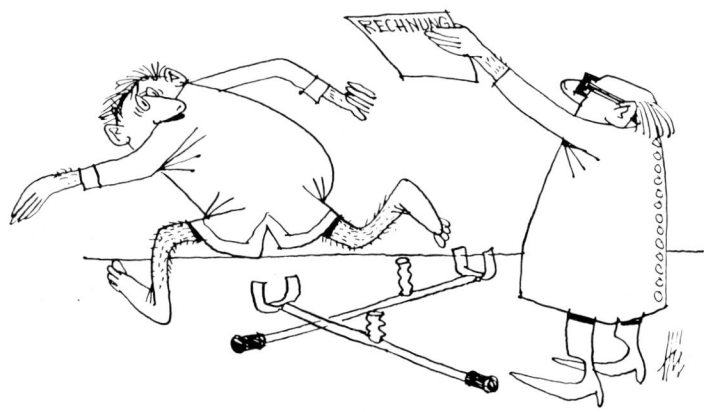

„Orthopäde". Karikatur von Ernst Hürlimann aus „Pillenfieber, die Medizin in der Karikatur",
Rosenheimer Verlagshaus, 2. Auflage 1985.

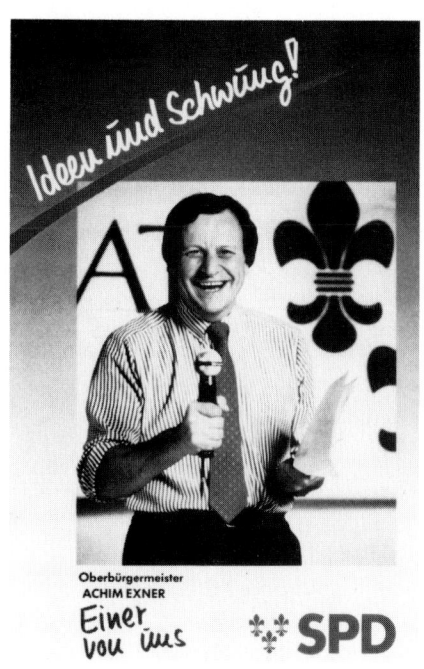

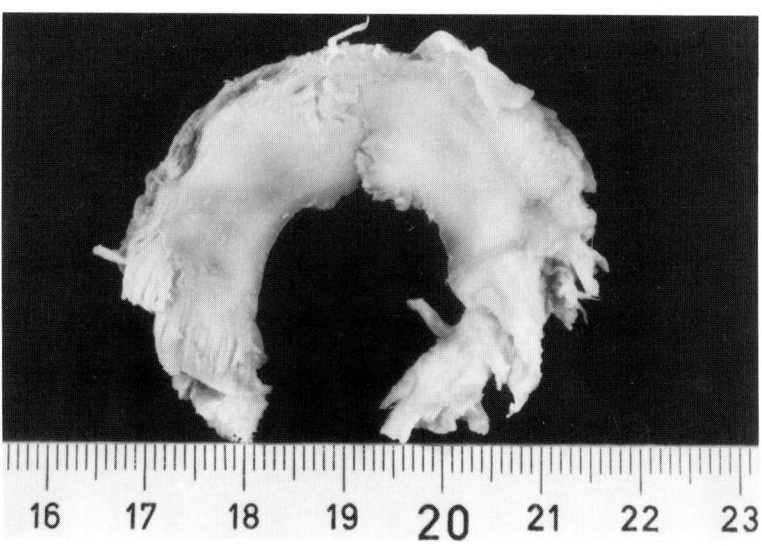

Kniegelenks-Meniskus mit starken degenerativen Veränderungen und mehreren Rißbildungen.

ANHANG:
DER UNGEWÖHNLICHE ORTHOPÄDISCHE FALL
– Meniskusriß bei einem Oberbürgermeister –

Das Knie enthält ein Polsterkissen,
Das harte Stöße absorbiert,
Doch ist es manches Mal zerschlissen
Und dann durchsetzt von tiefen Rissen,
Wenn man es chronisch maltraitiert.

Bei weltberühmten Fußballhelden
Ist der Meniskus wohlbekannt,
Doch ist er Gott sei Dank nur selten
Bei einem Stadtrat zu vermelden
Als Grund für dessen Krankenstand.

Bisweilen scheinen böse Geister
Tatsächlich mit im Spiel zu sein:
Warum, um Himmels willen, reißt er
Bei einem Oberbürgermeister?
Was macht der Mann mit seinem Bein?

Ich kann mir nur das eine denken:
Er möchte so dem Institut
Mit Proben aus den Kniegelenken
Die rechte Arbeitsfreude schenken
Und ziehe dankbar meinen Hut!

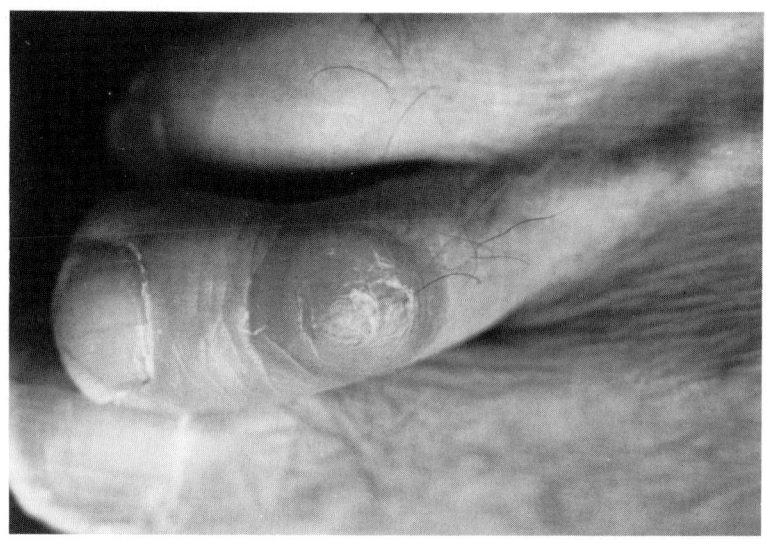

Makroskopisches Bild eines Clavus (Aufnahme: Frau Dr. D. Köllner, Mainz).

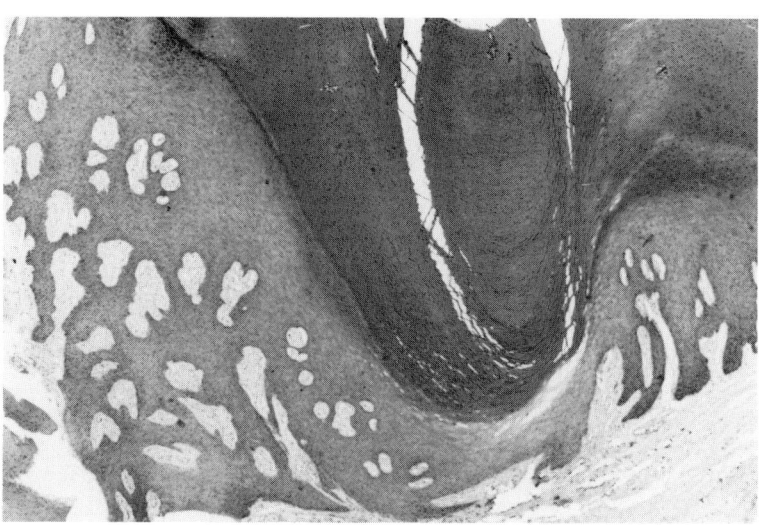

Mikroskopisches Bild eines Clavus. H.E.

CLAVUS (HÜHNERAUGE)
oder
*L'union fait la force**

Drückt der Schuh und tut Dir weh,
Ist's ein Clavus oft am Zeh.
Haut hat vielerlei Gesichter:
Hier nun formt sie einen Trichter,
Und in eben dem Distrikt
Ist das Epithel verdickt.
Aufgebaut aus breitem Horn,
Bildet sich ein breiter Sporn,
Und der Druck auf diese Stelle
Macht sie flugs zur Schmerzensquelle!

Du bezahlst mit barem Zaster
Für ein Hühneraugen-Pflaster.
Nutzt es nicht, so hilft allein
Der Chirurg per Krankenschein,
Und in diesem Krankheitsfalle
Zahlen für den Clavus *alle*!

Die Gemeinschaft, solidarisch,
Zeigt beim Clavus exemplarisch,
Daß kein Mensch verzagen muß –
Durch besagten Schulterschluß
Macht die alte RVO**
Jeden Clavus-Träger froh!

---

* Inschrift des belgischen Leopoldordens, 1832
** Reichs-Versicherungs-Ordnung

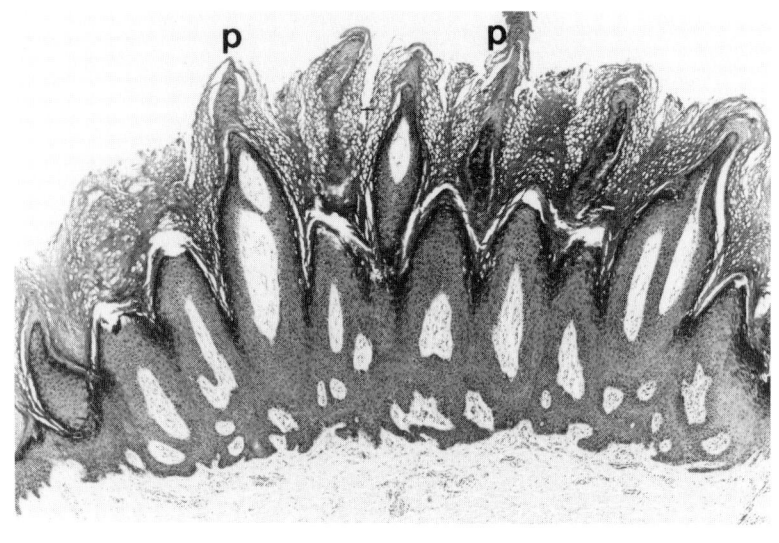

Verruca vulgaris (Hand). P = Parakeratose-Kegel (nur an zwei Stellen markiert). H.E.

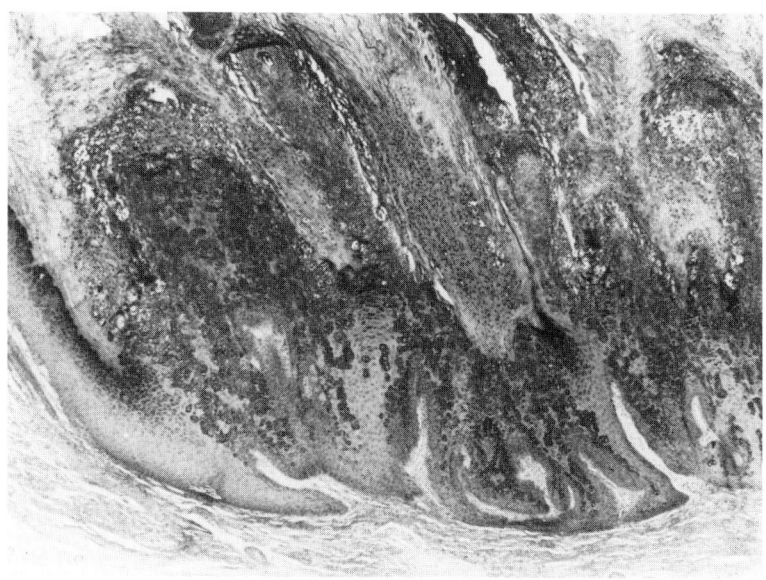

Verruca plantaris (Dornwarze, Fußsohle). Massenhaft Einschlußkörper. H.E.

WARZEN
oder
*Keiner kann aus seiner Haut heraus**

Die Kenntnis aller Warzentypen
Muß man schon als Studiosus üben:
Am Anfang steht die Theorie –
Wer sie mißachtet, lernt es nie,
Weil er nur diagnostiziert,
Was er beizeiten hat studiert.
Sonst geht dann manche Diagnose
Am Ende leider in die Hose!

*Verruca vulgaris
und andere Viruswarzen*

Nicht selten trifft man auf Patienten
Mit vielen Warzen an den Händen:
Man findet diese derben Knoten
Doch nicht allein nur an den Pfoten,
Man sieht sie auch an Augenlidern.
An Lippen, Vulva, Mannesgliedern.
Sie stören häufig das Befinden,
Doch können sie spontan verschwinden –
Ja, manche lassen sich bisweilen
Sogar durch Zaubersprüche heilen!
Man nennt sie nicht von ungefähr
„*Vulgäre Warzen*", denn vulgär
Bedeutet einfach: Sie sind häufig
Und drum dem Laien auch geläufig!

Was wir am Schnitt beschreiben müssen
Sind neben blauen Zelleinschlüssen
(Sie liegen stets besonders dicht
Hoch in der Granulosum-Schicht)

---

* Altes Sprichwort

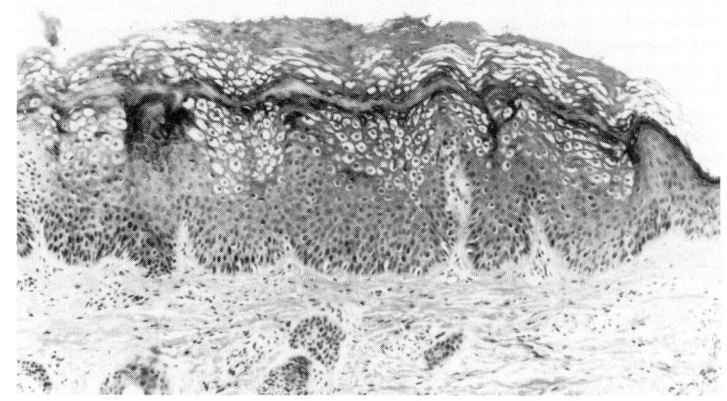

Plane Warze. H.E. (Präparat Prof. Dr. J. Metz, Wiesbaden)

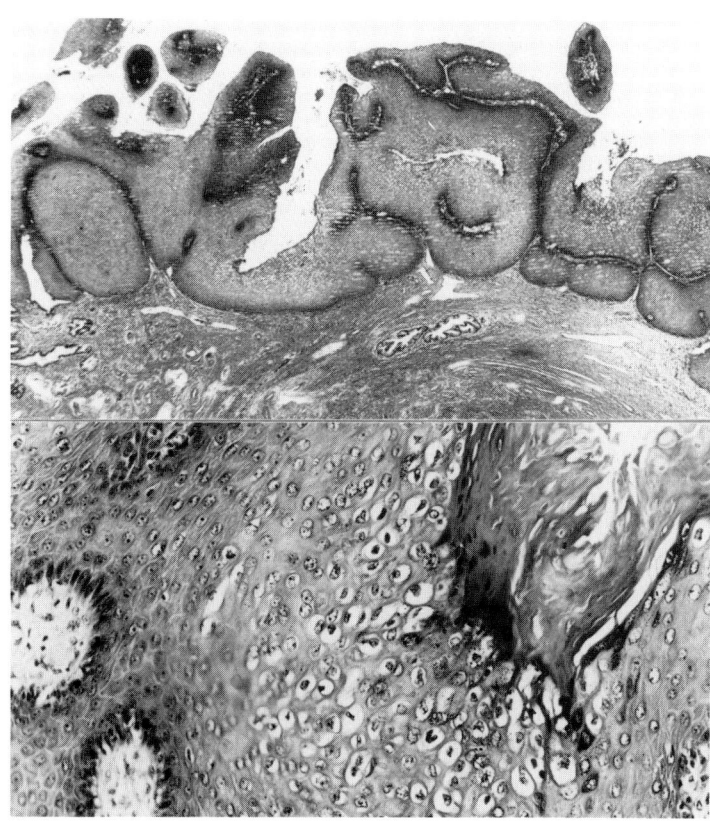

a) Spitze Kondylome (Condylomata acuminata, Portio uteri. H.E.
b) Spitzes Kondylom (Vulva). Ausschnitt mit Koilozyten. H.E.

Auch eine starke Akanthose
Nebst einer Hyperkeratose.
Zum Bild gehören in der Regel
Auch „Parakeratose-Kegel",
Die auf den höchsten Faltenspitzen
Wie Hauben auf der Warze sitzen.

Plantare Warzen sind hingegen
Fast ganz zur Tiefe hin gelegen:
Ihr Wachstum richtet sich nach unten
(Dies Bild wird nur plantar gefunden).
Die Einschlußkörper sind sehr groß,
Weil sich die Viren schrankenlos
Im Epithel der Haut vermehren,
Wie uns die Elmi-Bilder lehren:
Dort nämlich lassen sich die Viren
Als hübsches Muster demonstrieren!

Die *planen Warzen* sind meist klein,
Sie stellen sich bei Kindern ein
Und manchmal auch bei jungen Frauen.
Wenn wir das Präparat beschauen,
So ist das Epithel verdickt,
Mit breiter Lage Horn beschickt,
Die Faltung ist gewöhnlich flach,
Die Parakeratose schwach.
Den planen Warzen fehlen ferner
Die großen hyalinen Körner
Im ob'ren Stratum granulosum:
Hier trifft's stattdessen das spinosum,
Denn in der Schicht der Stachelzellen
Sind Vakuolen festzustellen.

Die Gynäko- und Proktologen
Sind in das Thema einbezogen
Vermittels *spitzer Kondylome:*
Auch dies sind Virus-Papillome.

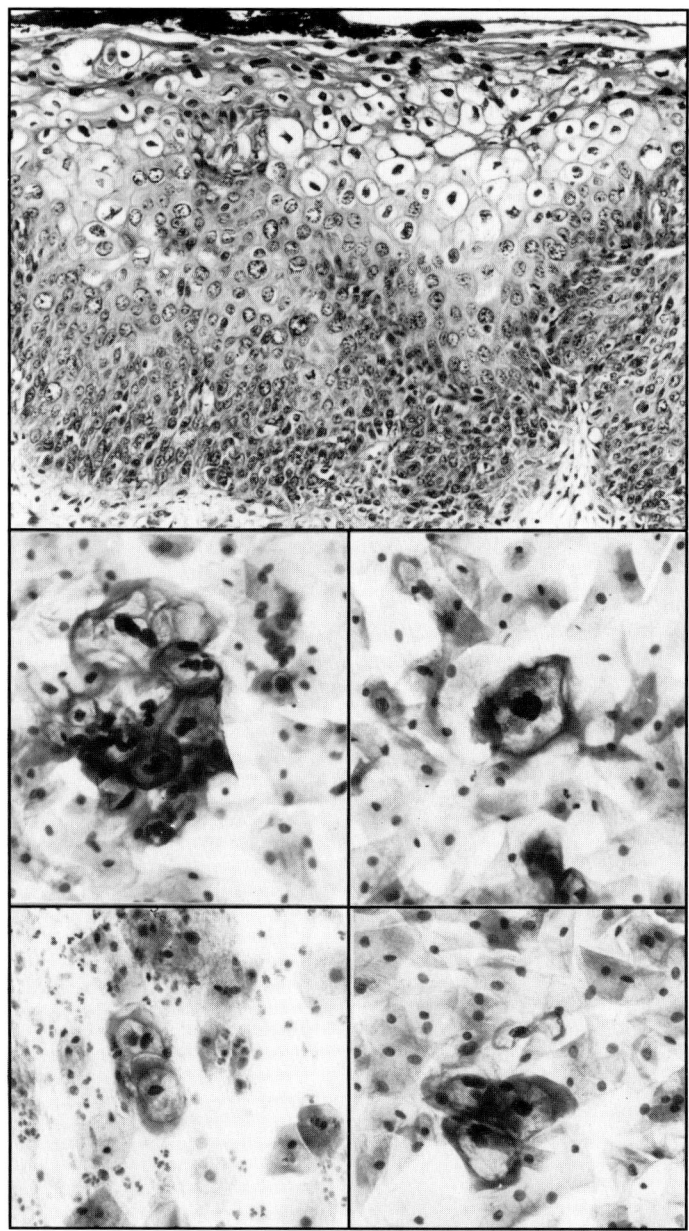

a) Flaches Kondylom der Portio uteri mit mäßiger Epitheldysplasie.
b) Zytologisches Abstrichpräparat mit Koilozyten (perinukleäre Aufhellung).
a) H.E. b) Papanicolaou.

Man sieht die Kondylome mal
In großer, mal in kleiner Zahl
Im Ano-Genitalbereich –
Bei jungen Frauen ist zugleich
Oft auch die Cervix uteri
Mit von der leidigen Partie,
Doch sind bei zervikalem Sitz
Die Kondylome flach statt spitz
(Drum spricht der Patho-Anatom
Von einem „*flachen Kondylom*").
Das Kondylom pflegt sich mit hellen
Und großen Zellen darzustellen.
Die Kerne sind recht variabel:
„Koilozyt" ist die Vokabel,
Die man zu allem Überdruß
Für diese Zellen lernen muß!

Das Kondylom der *spitzen* Art
Bleibt von Entartung stets bewahrt,
Doch bei den *flachen* Varianten
Ist die Gefahr durchaus vorhanden:
Am Anfang steht die Dysplasie,
Das Schicksal führt danach Regie,
a) ob sie ohne Folgen heilt,
b) ob sie stationär verweilt
Und c) ob sich das Kondylom
Entwickelt bis zum Karzinom.
Um diesen Leiden vorzubauen
Empfiehlt man allen jungen Frauen
(Dies tun auch alle Krankenkassen),
Daß sie sich untersuchen lassen!
Die Portio, wenig sonst beachtet,
Wird dann im Kolposkop betrachtet.
Dann nimmt man einen Abstrich ab
Und untersucht daran den „Pap"*:

---

* Einteilung der zytologischen Befunde nach George N. Papanicolaou (1883–1962), dem Entdecker und Pionier der gynäkologischen Zytodiagnostik.

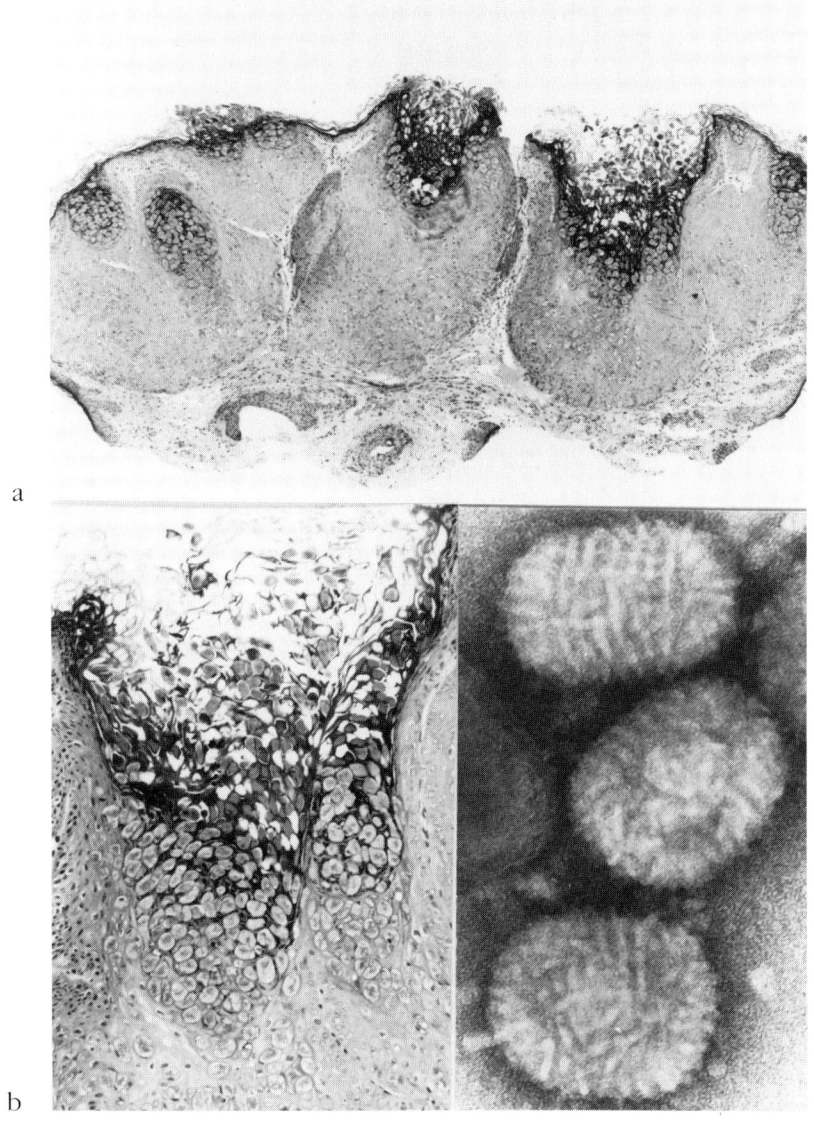

Molluscum contagiosum (Augenlid).
a) Übersicht, H.E. b) stärkere Vergrößerung, H.E.
c) Elektronenmikroskopische Aufnahme der Quaderviren.
(Prof. Dr. H. H. Wolff, Lübeck). 120.000 ×.

Pap I ist völlig einwandfrei,
Nichts Nennenswertes hat Pap II,
Pap III: Da wird es langsam warm,
Bei IV und V schreit man Alarm,
Man macht dann eine Biopsie,
Und sie bestimmt die Therapie.

Schuld an der ganzen Warzenschau
Sind *Viren, Gruppe HPV.*
Man kann diverse Virussorten
Im Inneren der Warzen orten:
Die Hände haben im Visier
Die Typen Nr. 2 und 4.
Die Viren vom Typ 1 erregen
Die Warzen, die plantar gelegen
(Bisweilen ist auch der Typ 2
Bei diesen Warzen mit dabei).
Daneben gibt's bovine Viren,
Die Metzgerhände infizieren,
Und als Erreger ist beschrieben
In diesem Falle der Typ 7.
Bei planen Warzen kann man sehn
Die Typen Nr. 3 und 10.
Das Kondylom entsteht beim Sex,
Es trägt zu Recht die Nummer 6,
Doch trifft man hierbei dann und wann
Auch Nr. 11 und 16 an.
Typ 16 und Typ 18 stellen
Den Kreis der ärgsten Spießgesellen:
Sie steuern die Entwicklung fehl
Im Portio-Zervix-Epithel,
Und so entsteht, wie durch Magie,
Die zervikale Dysplasie!

Es gibt, als weiteres Kuriosum,
Noch das *Molluscum contagiosum:*

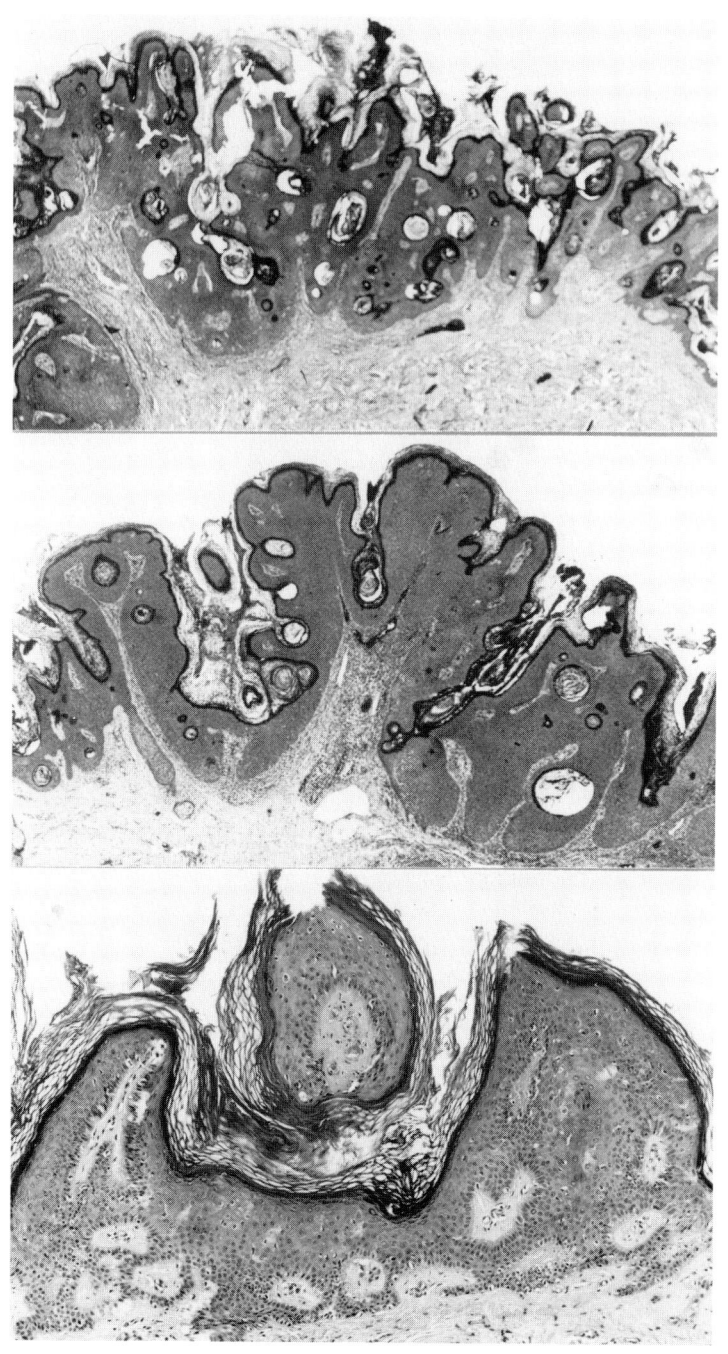

Verruca seborrhoica (seborrhoische Keratose). Drei verschiedene Warzentyen. H.E.

Die Herde zeigen runde Dellen:
Dort haust das Virus in den Zellen!
Der Schnitt zeigt lobulären Bau,
Die Zellen sind erst rot, dann blau
Und vollgestopft mit all den Viren,
Die in den Zellen residieren.
Das Quadervirus zählt indes
Zur Virusgruppe DNS,
Und mit dem HPV-Verein
Hat es beileibe nichts gemein.

Verruca seborrhoica

Sehr häufig ist die Diagnose
Der *seborrhoischen Keratose*.
Ihr Studium leg ich Ihnen nah!
Verruca seborrhoica
Kann man als ein Chamäleon schildern,
Sie zeigt sich unter vielen Bildern:
Mal ist sie glatt und rund gestaltet,
Mal ist sie papillär gefaltet
Mal ist sie gelb, mal schwarz, mal braun,
Kurzum: verschieden anzuschaun!

Wenn man sich die verdickte Haut
Als Schnitt im Mikroskop beschaut,
Dann sieht man: Diese Warzenform
Kennt keine 08/15-Norm!
Die Zellen, die man in ihr sieht,
Sind größtenteils basaloid,
Doch können sich auch Stachelzellen
In großer Zahl hinzugesellen.
Die Hornschicht, die die Warze trägt,
Ist unterschiedlich ausgeprägt,
Und ist die Warze „aktiviert"
(Das heißt: entzündlich irritiert),
So wird sie dazu angespornt,
Daß sie besonders stark verhornt.

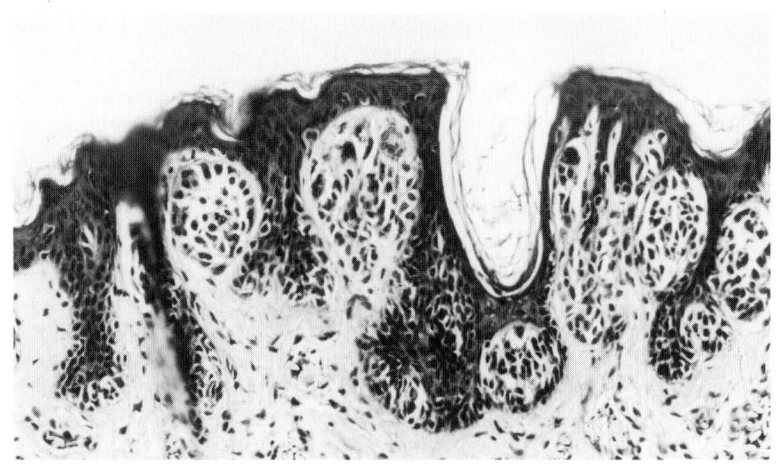

Junktions-Naevus mit Naevuszellnestern an der epidermo-dermalen Grenze. H.E.

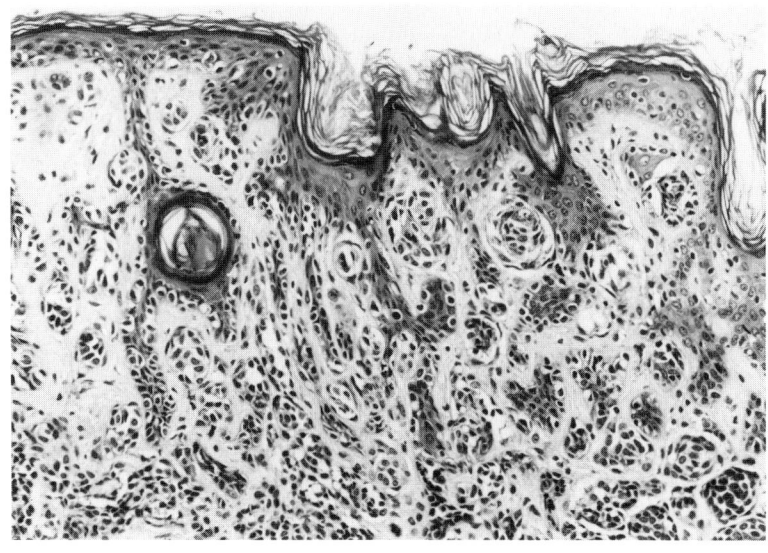

Compound-Naevus mit Naevuszellnestern an der epidermo-dermalen Grenze und im Corium. H.E.

Woher wohl diese Warzen kommen?
Die Kenntnis dessen ist verschwommen.
Wir wissen nur: In späten Jahren
Kann man sie häufiger gewahren,
Das hohe Alter ist betont,
Die Jugend bleibt zumeist verschont.

Verruköse Naevuszell-Naevi

Die Warzen aus den Naevuszellen
Sind fernerhin herauszustellen.
Ich schließe darauf jede Wette:
Kein Mensch, der keine Naevi hätte!
Wir alle sind damit beglückt,
Nur unterschiedlich stark bestückt,
Die Zahl allein ist variabel,
Mal klein, meist äußerst respektabel!

Gefaltet teils, teils abgeflacht,
Sind sie mal dunkel wie die Nacht,
Doch gibt es neben diesen schwarzen
Auch helle, gelbe, braune Warzen.

Drei Formen lassen sich beschreiben:
Bei *junktionalen Naevi** bleiben
Die Naevuszellen ganz weit oben
In jenen Grenzbereich verschoben
Von Epithel und Corium,
Dort ist ihr Territorium.

Wenn sich hingegen Naevuszellen
Im Corium hinzugesellen,
So ist ein solcher Tatbestand
Als *Naevus (Typ Compound)*** bekannt.

Doch wenn die Zellen oben fehlen
Und nur den Sitz im Corium wählen,

---

* Junktionsnaevus, Grenzflächen-Naevus
** Compound-Naevus, Verbund-Naevus

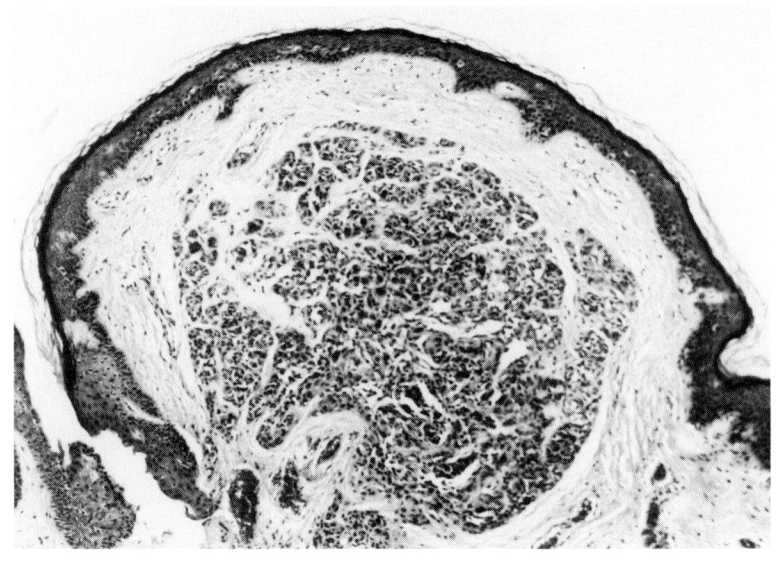

(Intra)Dermaler Naevuszell-Naevus mit Naevuszellnestern ausschließlich im Corium. H.E.

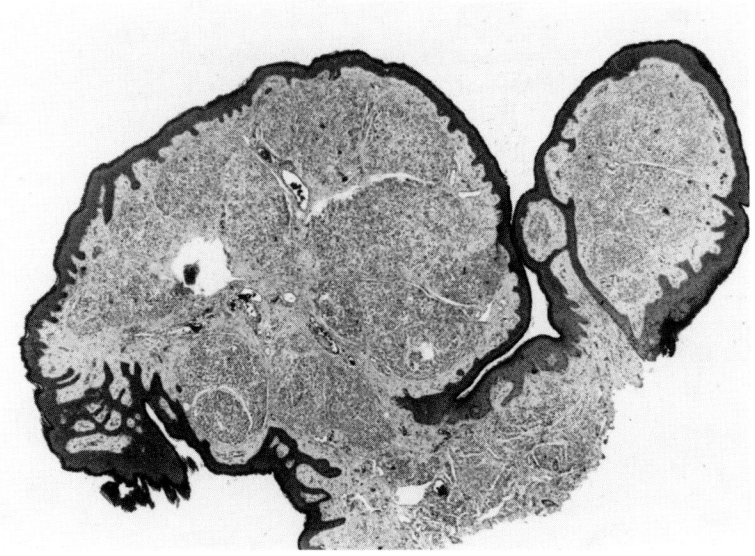

Papillomatöser (Intra)Dermaler Naevuszell-Naevus mit zahlreichen dichtgelagerten Naevuszellnestern. H.E.

Dann heißt ein solches Muttermal
Mit Fug und Recht „*intradermal*"*.

Wächst reichlich Haar aus ihm empor,
So liegt ein *Tierfellnaevus*** vor.
Beachtlich ist oft dessen Größe,
Und manchmal wird er später böse,
So daß man tunlichst nichts riskiert
Und ihn beim Kind schon exzidiert.

Die Naevi denkt man sich im Geiste
Als Zellen der neuralen Leiste,
Die sich im uterinen Leben
Auf frohe Wanderschaft begeben
Bis hin zu der basalen Schicht,
Wo ihre Wanderlust erlischt.
Dort, heißt es, sollen sie verweilen,
Danach sich aber wieder teilen
Und, ohne lange anzuklopfen,
Ins Corium nach unten „tropfen".
Dies war Herrn UNNAs Theorie,
Auch heute noch der dernier cri!

Es hilft kein Jammern und Gezeter:
Wer diese wichtigsten Vertreter
Der Warzen nicht beschreiben kann,
Ist im Examen übel dran!
Selbst wenn er diese Hürde nimmt:
Die Praxis lehrt es ihn bestimmt,
Wenn er vor den Patienten steht
Und dann nicht weiß, worum es geht!

---

* (Intra)dermaler Naevuszell-Naevus
** Naevus papillomatosus et pilosus

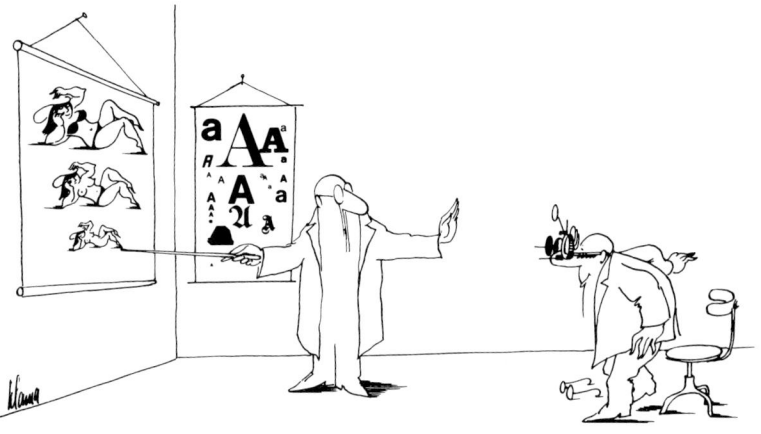

Beim Augenarzt – Karikatur von Dieter Klama. Aus Pillenfieber, Rosenheimer Verlagshaus, Rosenheim, 1988. (P.S. Aus Platzgründen ist das Original stark verkleinert. Notfalls empfehle ich Ihnen, selbst eine Brille aufzusetzen und die Schautafel genauer zu betrachten, falls die eigene Optik dazu nicht ausreicht.)

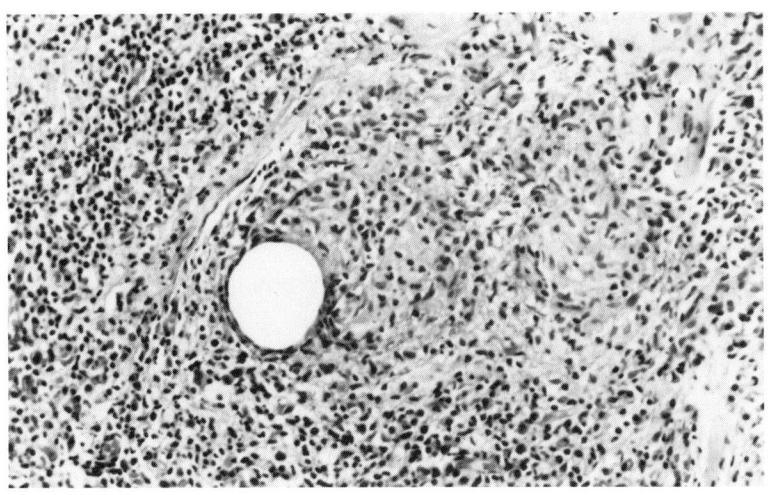

Chalazion. Links ein Fett-Tröpfchen. Die Epitheloidzellherde heben sich durch ihre helle Farbe von der Umgebung ab. H.E.

PATHOLOGIE DES AUGES – EIN CRASH-KURS
oder
*Zieh Deiner Augen Fransenvorhang auf**

Leiden, die im Auge nisten,
Sind das Feld für Spezialisten:
Manches Auge wär verloren
Ohne diese Fach-Doktoren.
Sie verordnen scharfe Brillen,
Flicken Linsen und Pupillen.
Sie eröffnen Perspektiven
Für das Heil von Konjunktiven,
Und mit Netz- und Aderhaut
Sind sie ebenfalls vertraut.

Enger ist der Kreis gezogen
Für das Heer der Pathologen:
Einen Herd der Augenlider
Schickt man ihnen hin und wieder,
Auch die Regenbogenhaut,
Wird bisweilen angeschaut,
Aber mit der Hinterkammer
Ist es meist ein großer Jammer:
Nur ein Dutzend Bulbi jährlich
Ist, mit einem Wort, zu spärlich.
Universitäten können
Sich allein Experten gönnen,
Die an vielen Bulbusscheiben
Ihre hohe Kunst betreiben,
Doch allein auf weiter Flur
Steht man in der Prosektur!

Also steigen wir hernieder
In das Reich der Augenlider:
Diese sind aus äußrer Haut
Und aus Bindehaut gebaut

---

* Shakespeare: Der Sturm I, 2 (Prospero)

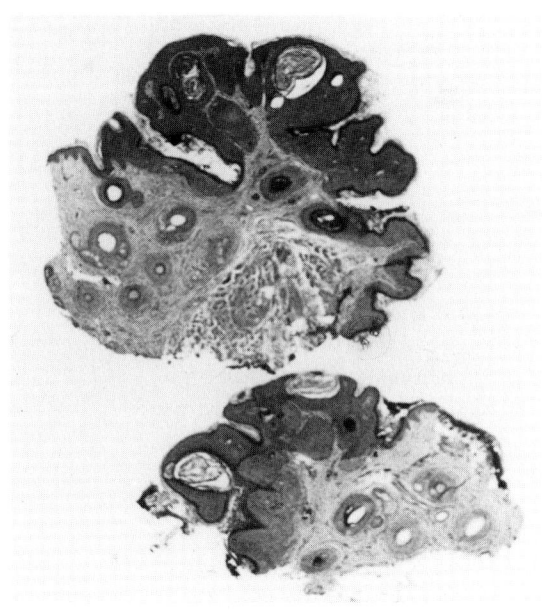

Papilläre seborrhoische Keratosen der Lidhaut. H.E.

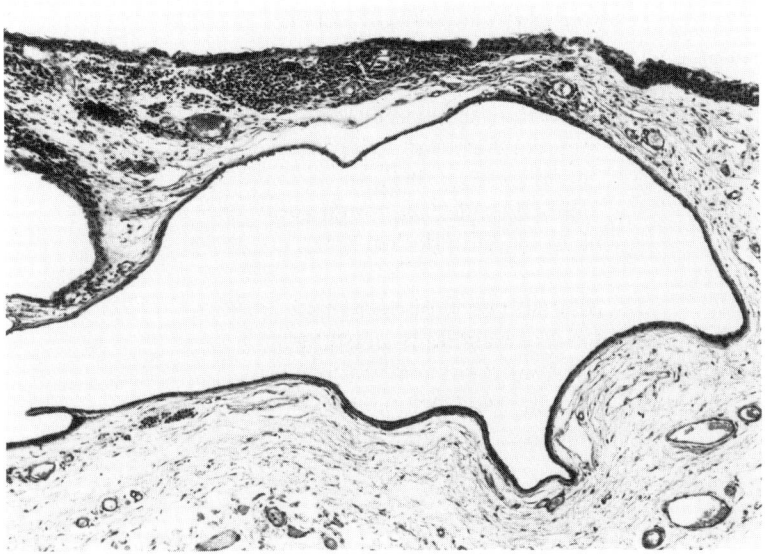

Compound-Naevus (oben, dunkle Zellen) und duktale Zysten der Lidhaut. H.E.

Jene ist der Sitz der Wimpern,
Mit der Fähigkeit zum Klimpern.
Diese deckt die Hinterseite
In der ganzen Lidesbreite
Und verteilt auf dieser Fläche
Notfalls wahre Tränenbäche.
Für die äußere Gestalt
Gibt der *Tarsus* festen Halt,
Und vom Lidrand lassen grüßen
Die bekannten *Meibom-Drüsen*.
Mit dem Talg, den sie erzeugen,
Reibungsschäden vorzubeugen,
Ist ihr Zweck, und wie man weiß,
Auch der *Drüsen vom Typ Zeis*.
Mollsche Drüsen stehen eher
Den ekkrinen Drüsen näher.

In der Krankheitsliste vorn:
Das *Chalazion (Hagelkorn)*:
Schmerzlos ist das Lid geschwollen,
Was Sie sich gut merken sollen:
Gerstenkörner (siehe unten)
Sind mit Schmerzgefühl verbunden!
Beim Chalazion sind im Herd
Leukozyten stark vermehrt.
Weiterhin sind dort zu sehen
Tröpfchen, die aus Fett bestehen.
In dem weiteren Verlauf
Treten Granulome auf,
Aufgebaut aus vielen hellen
Epitheloiden Zellen.
Falsch wär hier die Diagnose
Einer Lid-Tuberkulose!

Niemand weiß bis heut konkret,
Wie das Hagelkorn entsteht.
Ist vielleicht der erste Schritt
Talg, der ins Gewebe tritt,
Um darin die ominösen
Granulome auszulösen?

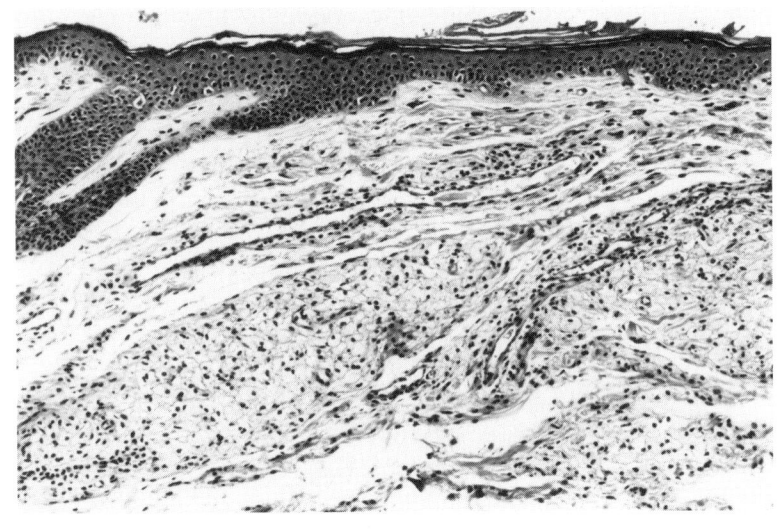

Xanthelasma des Augenlids mit zahlreichen Schaumzellen. H.E.

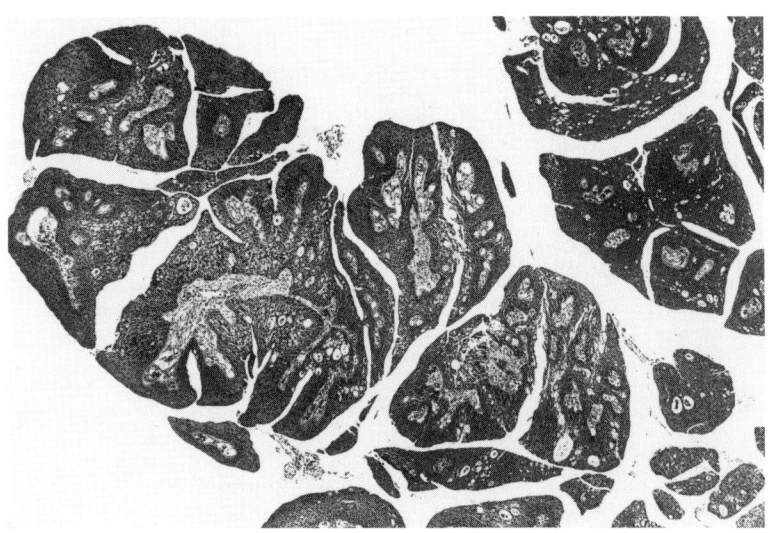

Papillom der Bindehaut. H.E.

Wie auch immer die Begründung:
Diese chronische Entzündung
Führt zum Hagelkorn am Schluß,
Das man exzidieren muß.

Anders ist der Fall hingegen
Bei dem *Gerstenkorn* gelegen
(Auf Latein wird dieser Herd
als „*Hordeolum*" gelehrt).
Die Entzündung kann von innen*
Und von außen her* beginnen.
In den Lidrand-Haarfollikeln
Kann sie sich bequem entwickeln,
Denn im Haarfollikel-Rohr
Steigen Keime leicht empor.
Daher bildet sich dann leider
Ein Abszeß mit gelbem Eiter.
Wenn er übermäßig schmerzt,
Greift der Augenarzt beherzt
Zum Skalpell und sticht hinein:
Eiter weg – vorbei die Pein!

Warzen in den Augenlidern
Lassen sich wie üblich gliedern:
Zu den häufigen Befunden
Zählen in den Praxis-Stunden:
Seborrhoische Keratose
(Stets mit günstiger Prognose)
Und die *Naevi* aller Typen
(Auch kein Grund sich zu betrüben;
Anders ist's beim Melanom
Und beim Lidrand-Karzinom).

Ferner sollten Sie sich rüsten
Mit dem Wissen über *Zysten*:
Epidermiszysten sieht
Hin und wieder man am Lid,
Ferner die *duktalen Zysten*,
Die Sie gleichfalls kennen müßten.

---

* Hordeolum internum et externum

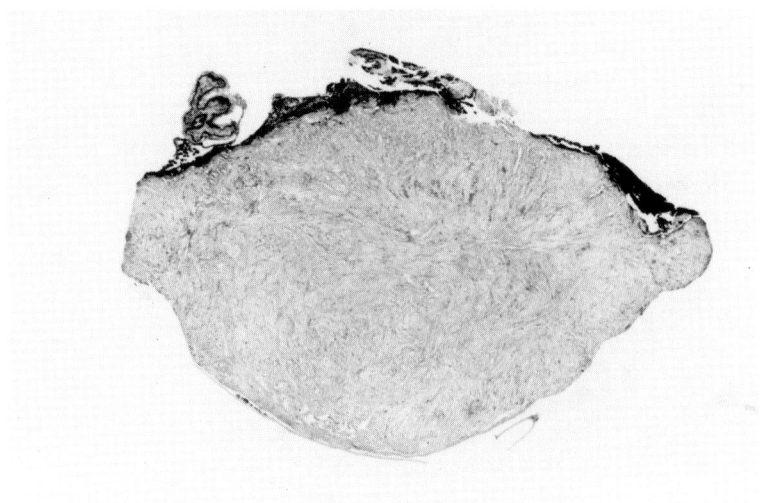

Leiomyom der Iris. H.E.

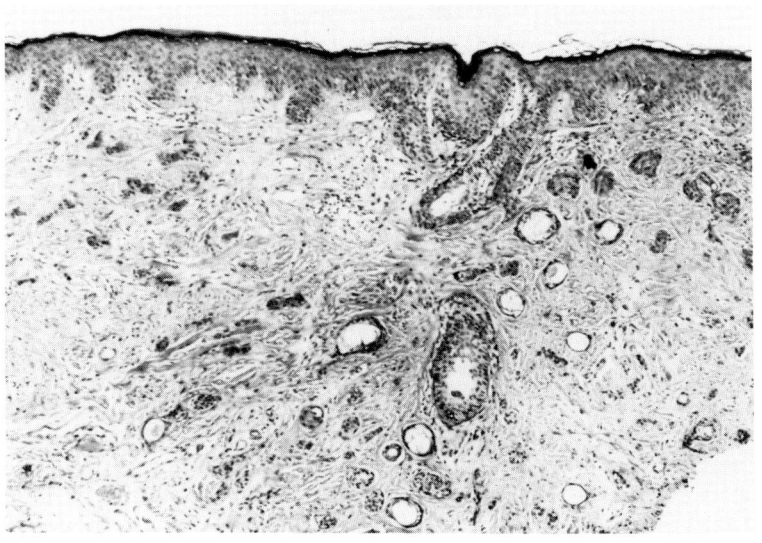

Syringom des Augenlides, ausgehend von ekkrinen Drüsen. H.E.

Manchmal wird ein Herd entdeckt,
Leicht erhaben, gelb gefleckt:
Xanthelasma heißt derselbe,
Weil ihn seine schwefelgelbe
Farbe, die er in sich trägt,
Makroskopisch treffend prägt.
Längst hat die Chemie entschieden:
Von gespeicherten Lipiden
Rührt die gelbe Farbe her.
Ein gestörter Stoffverkehr
– Störung der Lipidsynthese –
Steht im Zentrum der Genese!

Leider werden auch Tumoren
In der Haut des Lids geboren:
Hämangiome und *Lipome*,
Papillome und *Fibrome*
Findet man an diesem Ort
Und entfernt sie meist sofort.
Auf das *Syringom* der Lider
Trifft der Arzt nur hin und wieder,
Denn sehr häufig ist es nicht.
Manchmal liegt es im Gesicht,
Und hier ist sein Lieblingssitz
Beiderseits vom Augenschlitz.
Diese Lidtumoren sprießen
Aus ekkrinen Lidhautdrüsen.
Epithelbegrenzte Spalten
Pflegt der Tumor zu enthalten.
Wer ihn hat, braucht nicht zu beben:
Er gefährdet nicht sein Leben!

Das *Karunkel-Adenom*
Kriegt das Patho-Anatom
Nur als rares Phänomen
Unterm Mikroskop zu sehn.
Seine Herkunft ist ergründet,
Und die Wissenschaft verkündet
Resolut und kategorisch:
Tränendrüsen (akzessorisch)

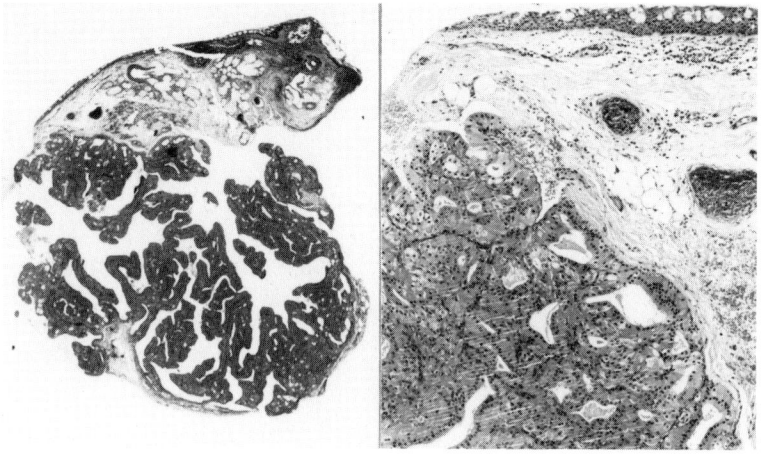

Oxyphiles (onkozytäres) Adenom der Karunkel, ausgehend von akzessorischen Tränendrüsen.
a) Übersicht   b) Ausschnitt bei stärkerer Vergrößerung. H.E.

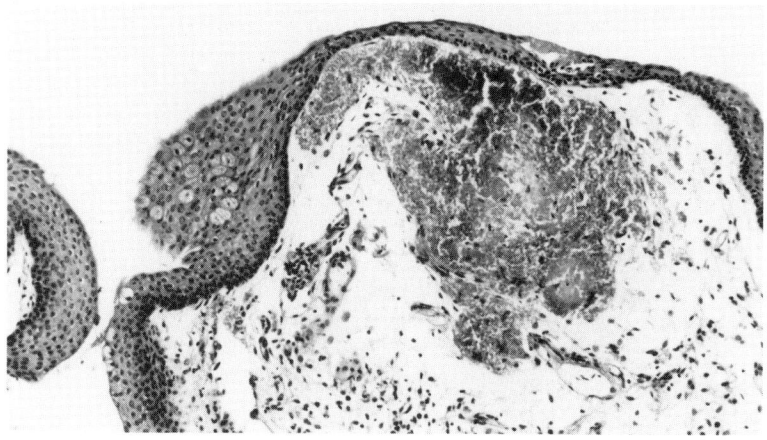

Pterygium (Flügelfell) mit Ablagerung von elastischem Material im dermalen Bindegewebe.
Elastica-van Gieson.

Stellen seine Matrix dar,
Damit ist die Sache klar,
Und der Tumor der Karunkel
Liegt nicht länger mehr im Dunkel!

Eine Konjunktiva-Falte
Bildet in der Augenspalte
(Im medialen Teil speziell)
Das *Pterygium (Flügelfell)*.
Seine Form ist für gewöhnlich
Einem Dreieck etwa ähnlich,
Und die Spitze weist konstant
Auf den kornealen Rand.
Wächst auf diesen es hinüber,
Wird das Sehfeld leider trüber,
Und man muß es drum beizeiten
Aus der Konjunktiva schneiden.
Das Pterygium stört die Sicht,
Doch ein Tumor ist es nicht!
Vielmehr findet man lokal
Elastin. Dies Material
Sieht man zwar schon bei H.E.,
Besser doch bei EvG.
Und ich muß betrübt bekennen:
Niemand weiß den Grund zu nennen,
Daß der Körper isoliert
Elastin hier deponiert!*

Damit endet dies Kapitel,
Und entsprechend seinem Titel
Nur als Crash-Kurs, kurz und bündig.
Sicher werden Sie schnell fündig,
Wenn Sie jetzt aus dicken Werken
Dieses Basis-Wissen stärken!

---

* Immunhistochemisch reagiert das abgelagerte Material mit Antikörpern gegen Elastin, Mikrofibrillen und Amyloid P.

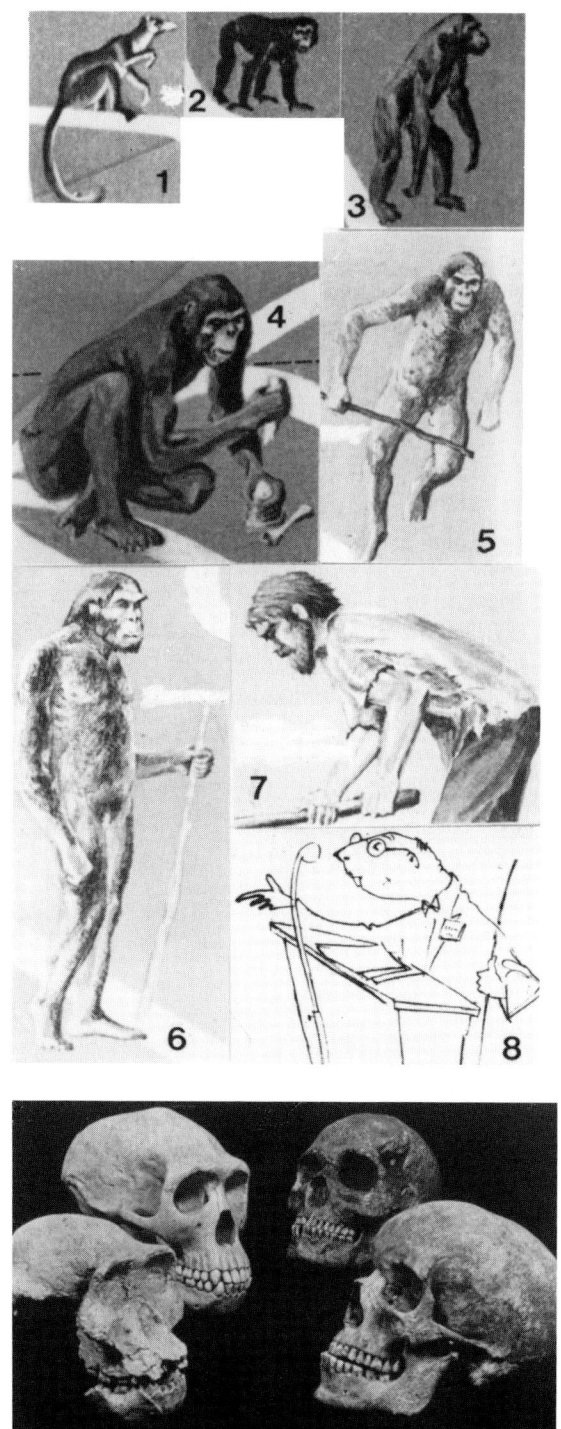

FEHLBILDUNGEN
oder
No Body is Perfect

Seit der Mensch das Paradies
Nach dem Sündenfall verließ,
Hat er in den langen Jahren
Manche Änderung erfahren:

Anfangs glich er noch den Vettern,
Welche auf die Bäume klettern,
Seine Haltung war gebeugt,
Wie die Wissenschaft bezeugt.
Später lernte er zu stehen,
Aufrecht durch die Welt zu gehen,
Und sein primitiver Schädel
Wurde wohlgeformt und edel.
Hinter der gewölbten Stirn
Bildete sich ein Gehirn,
Das mit messerscharfem Denken
Anfing, diese Welt zu lenken:

◀

Der Weg zum Menschen (1 – 7 nach Haaf G: Adam und Eva, Ursprung und Entwicklung des Menschen. Präsentverlag Gütersloh, 1982; 8 aus A Schäffer: Pillen, Puls und Professoren. Ärzte-Verlag, Hamburg, 1956).

1 = Spitzhörnchenähnlicher Insektenfresser + 2 = Dryopithecus (Proconsul) + (vor ca. 20 Mill. Jahren). 3 = Ramapithecus + (vor ca. 15 Mill. Jahren). 4 = Australopithecus afarensis + (vor ca. 6 – 10 Mill. Jahren). 5 = Homo habilis + (vor ca. 2 Mill. Jahren). 6 = Homo erectus + (vor ca. 1,5 Mill. Jahren). 7 = Cro Magnon-Mensch (Homo sapiens sapiens, vor ca. 50.000 Jahren). 8 = Homo sapiens der Neuzeit (Kongreßvortrag: „In einem Fall erzeugten wir sogar 72 g Tumor bei nur 20 g Maus"). + = Ausgestorbene Arten.

Die Ahnengalerie der Totenschädel repräsentiert zwei Millionen Jahre Menschheitsgeschichte: Homo habilis (links), Homo erectus, Cro-Magnon-Mensch, Homo sapiens (ganz rechts). (Aus: G Haaf: Adam und Eva. Präsentverlag, Gütersloh, 1982).

Anfangs schlug er mit der Keule
Seinen Gegnern eine Beule,
Später hat er Pfeil und Bogen
Für den Zweikampf vorgezogen.
Jede Art von Kugelspritzen
(Samt Kanonen und Haubitzen)
Hat er auf dem Weg zur Macht
Sich in Folge ausgedacht.
Zwei Jahrtausende nach Rom
Spaltete er das Atom
Und verpulvert für Raketen
Heute Berge von Moneten.
Selbst der Weltraumkrieg der Sterne
Lag nicht mehr in weiter Ferne:
Liebe nein, doch Himmelsmacht –
Kurz, er hat es weit gebracht!

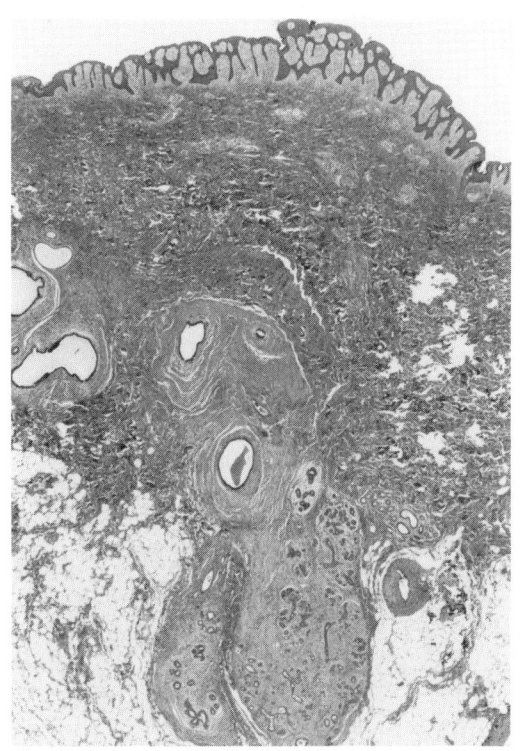

27jährige Frau. Akzessorische Mamille aus der Bauchhaut. H.E.

II.

Dabei blieb er unvollkommen,
Und er registriert beklommen
Oft in jungen Jahren schon
Fehler seiner Konstruktion.
Manchmal kommt der Schöpfungsplan
Gleichsam auf die schiefe Bahn,
Und von solcherlei Geschichten
Will ich Ihnen nun berichten:

Mal sind die Organe drastisch
Hypo- oder hyperplastisch.
„Hypo-" heißt: zurückgeblieben,
„Hyper-": Wachstum übertrieben:
Lungen, Leber, Milz und Nieren
Kann zum Beispiel dies passieren.
Ist die Größe stark vermindert,
Wird auch die Funktion behindert.

Gibt's zwar die Organanlage,
Aber steht es außer Frage,
Daß die Fortentwicklung ruht,
Daß sich also gar nichts tut,
Spricht der Arzt von *„Aplasie".*
Schließlich: Zur *„Agenesie"*
Wird der schlimme Fall gezählt,
Wenn auch dieser Rest noch fehlt.

Umgekehrt gibt's manches Mal
Dinge in der Überzahl,
Und man tauft sie kategorisch
Auf den Namen *„akzessorisch".*
Nur ein Beispiel will ich nennen:
Manchmal können wir erkennen
„Akzessorische Mamillen":
Jene gibt es, nicht zum Stillen,
In der Brusthaut, aber auch
Hin und wieder mal am Bauch.

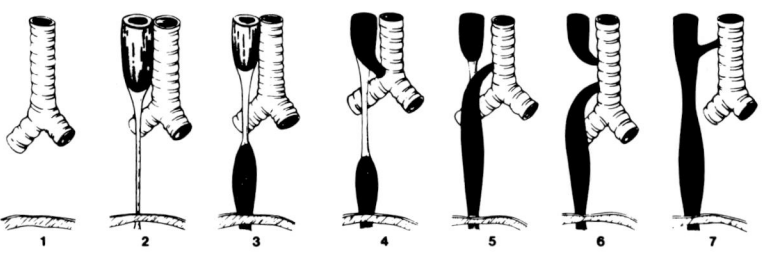

Ösophagusatresie mit Ösophagotrachealfistel (schematische Darstellung).
Modifiziert aus U. Bettendorf, Ösophagus. In: W. Remmele (Hrsg) Pathologie, Bd. 2, Springer, Berlin Heidelberg New York Tokyo, 1984, S. 91.

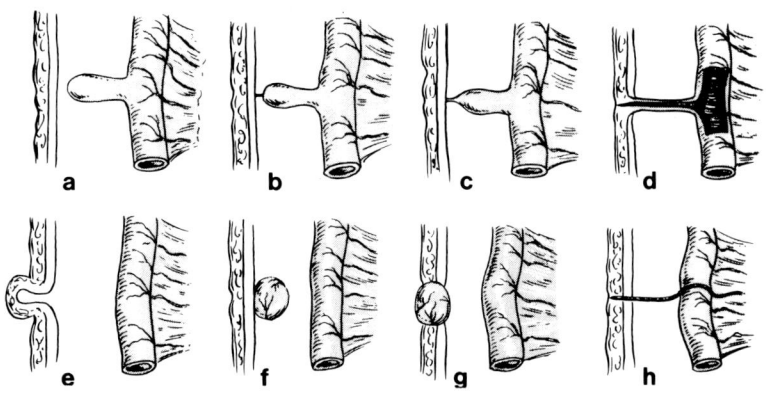

Anomalien des Ductus omphalo-entericus (schematische Darstellung).
Aus W. Remmele: Dünndarm. In: W. Remmele (Hrsg) Pathologie, Bd. 2, Springer, Berlin Heidelberg New York Tokyo, 1984, S. 257.

Manchmal ist bei Hohlorganen
Eine Lichtung nur zu ahnen
Oder in extremen Fällen
Überhaupt nicht festzustellen.
Nach der Terminologie
Heißt der Zustand „*Atresie*".
Speiseröhre, Gallengänge
Existieren nur als Stränge,
Ureteren, Samenleiter,
Darm und Anus und so weiter –
Dies und mehr noch ist betroffen
Und verschlossen anstatt offen:
Nur beherztes Operieren
Kann die Atresie kurieren!

III.

Nach dem uterinen Leben
Kann es ferner sich begeben,
Daß Strukturen fortbestehen,
Die sonst rasch zugrundegehen.
Was man hier erwähnen muß,
Ist der mangelnde Verschluß
Eines Ganges, des *Ductus
omphalo-entericus.*

Dieser führt vom Dünndarm stracks
Hin zum Sitz des Dottersacks.
Früh schon endet seine Pflicht,
Und der Körper macht ihn dicht,
Manchmal aber klappt dies nicht,
Und man lernt im Unterricht:

Bleibt das *nabelnahe* Stück
Als ein Fistelgang zurück,
Nennt man dieses Rudiment
„*Nabelfistel*" konsequent.

In der Bauchwand ist dagegen
Stets das *Mittelstück* gelegen,

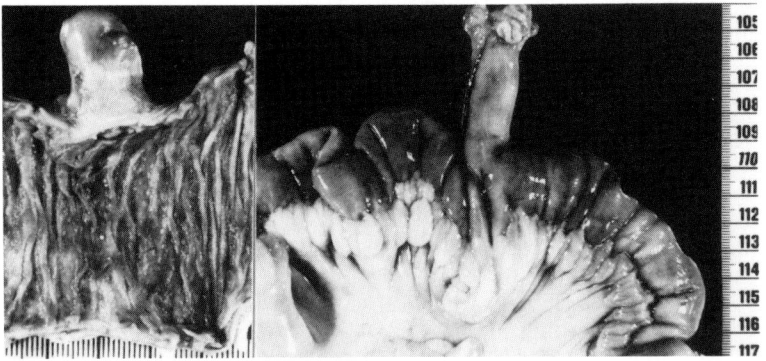

Verschiedene Formen des Meckelschen Divertikels. Aus W. Remmele: Jejunum, Ileum. In: W. Remmele (Hrsg) Pathologie, Bd. 2, Springer, Berlin Heidelberg New York Tokyo, 1984, S. 258.

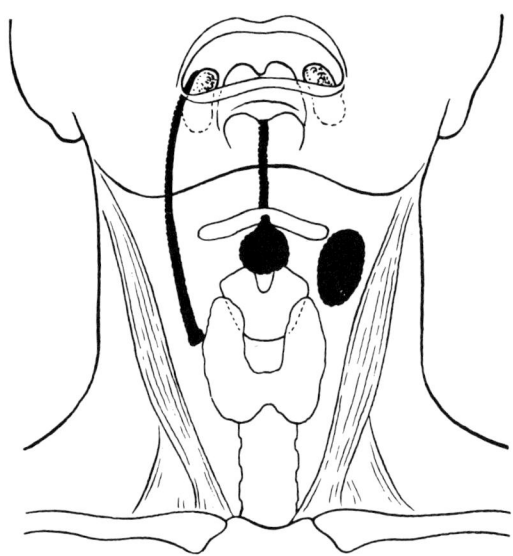

Laterale und mediane Halsfisteln (-zysten). Laterale Fisteln sind Reste der 2. Schlundtasche, mediane Fisteln. Reste des Ductus thyreoglossus. Aus H. G. Boenninghaus Hals-Nasen-Ohrenheilkunde für Medizinstudenten. 9. überarb. Aufl., Springer-Verlag Berlin Heidelberg New York Tokyo (1993)

Und der Patho-Anatom
Spricht vom *„Enterokystom"*,
Denn der Rückstau des Sekrets
Hat die gleiche Folge stets:
Durch den Druck der Flüssigkeit
Wird das Lumen mit der Zeit
Bis zur Zyste dilatiert,
Die als Tumor imponiert.

Auf dem Darm, gleich einem Pickel,
Sitzt das *„Meckel-Divertikel"*,
Kurz bevor das Darmpaket*
In das Zökum übergeht.
Einmal kürzer, einmal länger,
Einmal weiter, einmal enger,
Steht es schon seit langem fest
Als der inn're Ductus-Rest.
Allerlei Gewebesorten
Kann man in der Wandung orten:
Magenschleimhaut sieht man oft,
Daraus kann dann unverhofft
Selbst ein Ulkus resultieren,
Bluten und auch perforieren!
In der Divertikelwand
Ist auch Pankreas bekannt,
Und es werden selbst Tumoren
In der Meckel-Wand geboren
(Was man häufig dabei sieht,
Ist das Darm-Karzinoid).
Kurz: Die Divertikelwand
Ist besonders int'ressant,
Doch sie macht uns Gott sei Dank
Nur ganz ausnahmsweise krank!

IV.

Aus dem Wasser kommen wir,
Wasser ist das Elixier,

---

* Dünndarm-Konvolut

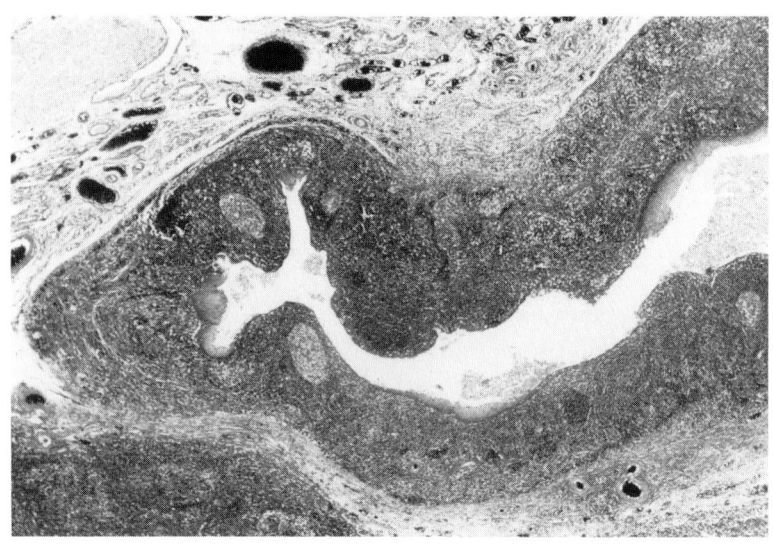

Querschnitt durch eine laterale Halsfistel mit lymphatischem Gewebe in der Wand. H.E.

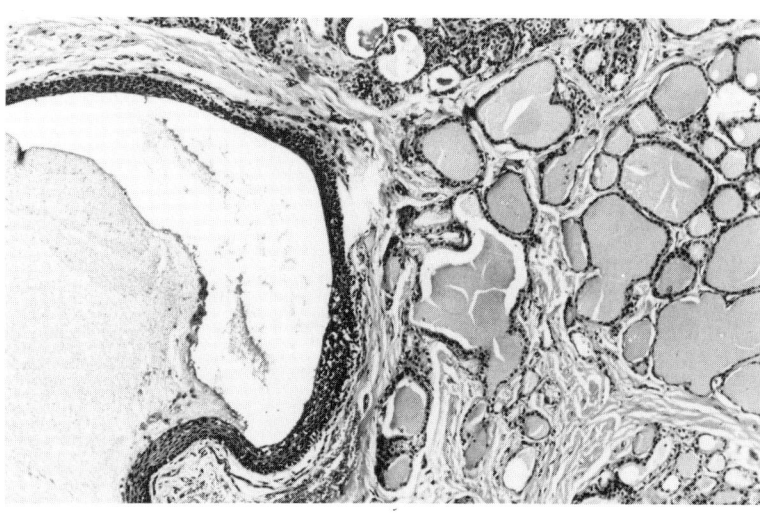

Querschnitt durch die Wand einer medianen Halsfistel mit Schilddrüsengewebe in der Wand. H.E.

Wo das Leben einst entstand.
Später gingen wir an Land,
Aber aus Amphibienzeiten
Blieben manche Eigenheiten
Bis in unsre Zeit bewahrt:
Als Exempel dieser Art
Haben sich die *Kiemenspalten*
Noch beim Embryo erhalten,
Wenn auch nur als Rudimente.
Früh schon gehen sie in Rente.

Nur bisweilen sieht man noch
Lateral am Hals ein Loch,
Eine Fistel endet hier,
Und schon lange wissen wir,
Da sie sich als Kiemenrest
Einwandfrei erklären läßt.
Daher werden Sie verstehn
Die Bezeichnung „*branchiogen*".
Selten führt vom Fistelmund
Der Kanal bis in den Schlund,
Denn die meisten Fisteln sind
Inkomplett und enden blind.

Ganz verschied'nes Epithel
Formt ihr inneres Paneel:
Manchmal gibt es Flimmerhärchen,
Zart und seidig, wie im Märchen,
Pflaster- und Zylinderzellen
Findet man an andren Stellen.
Lymphgewebe mit Follikeln
Pflegt das Ganze einzuwickeln,
In der Fistel/Zystenwand
Bildet es ein breites Band.

Manchmal mündet zervikal
Noch ein anderer Kanal:

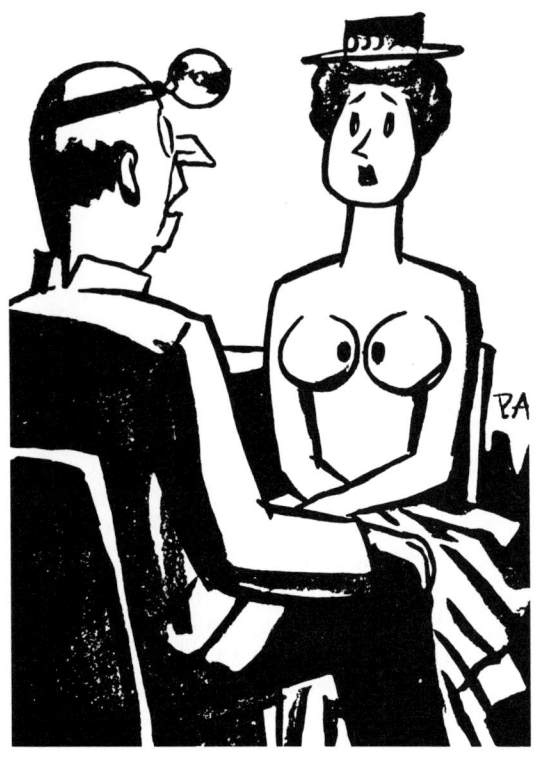

Zum Thema „Dystopie":

„Waren Sie schon beim Augenarzt?"

Karikatur von Peter Arno (1944).
Aus: Helmut Vogt: Medizinische Karikaturen von 1800 bis zur Gegenwart. J. F. Bergmann, München, 1980.

Diese Fistel liegt *median,*
Denn nach dem Entwicklungsplan
Bildet sie sich schon sehr früh
Aus dem Rest des *Ductus thy-*
reoglossus, der konkret
Aus dem Entoderm entsteht.
Drum liegt ihr besonders nah
Die Thyreoidea.
Bei dem Bau der Zystenwand
Wirken beide Hand in Hand:
Stellen sich Follikel dar,
Ist die Diagnose klar!

V.

Wenn der liebe Gott gestreßt
Eine Masche fallen läßt,
Trifft es jegliches Organ,
Von der Zehe bis zum Zahn.
An den Chromosomenfäden
Sieht man jede Art von Schäden.
Manchmal macht ein Chromosom
Sich davon wie ein Phantom,
Und die Chromosomenzahl
Ist dann kleiner als normal.
Manchmal ist sie umgekehrt
Um ein Chromosom vermehrt,
Und in allen beiden Fällen
Pflegt sich Arges einzustellen.

Manchmal geht bei der Mitose
Auch noch andres in die Hose:
Chromosomen, erst gesplittet,
Werden über Kreuz gekittet.
Bei dem neuen Zweigespann
Spricht man von „*Cross-over*" dann.
Oder: Abgesprengte Stücke
Hinterlassen eine Lücke –
Fehler gibt es massenhaft,
Als Objekt der Wissenschaft.

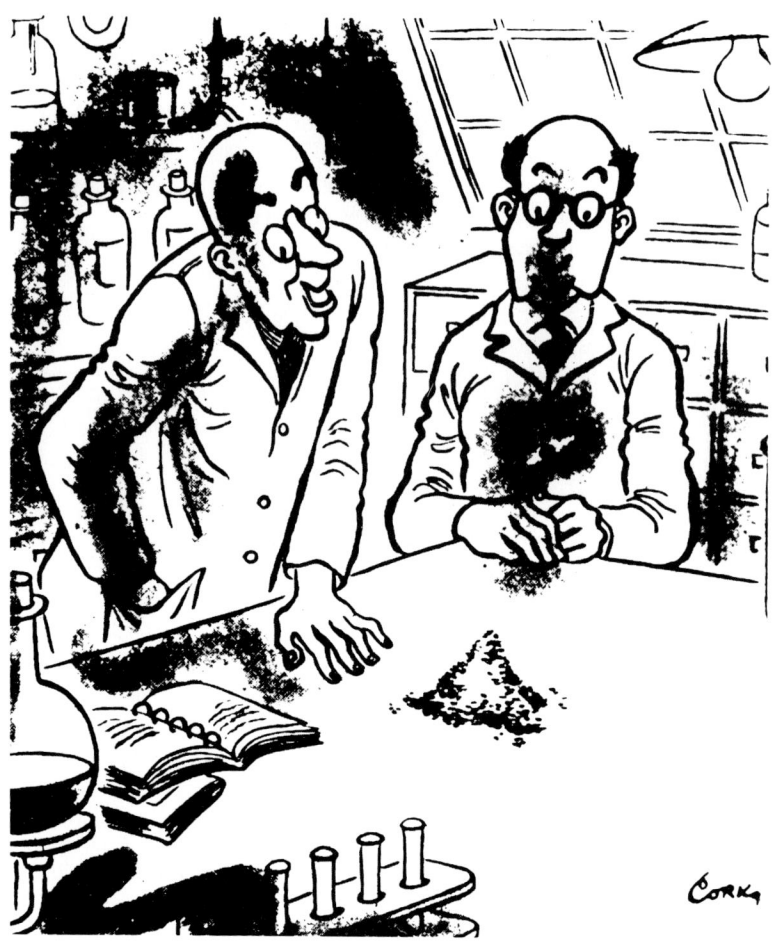

Zum Thema „Fortschritt der Forschung": „Natürlich braucht niemand einen dehydrierten Elefanten, aber es ist doch schön zu sehen, was wir machen können."

Karikatur aus Saturday Evening Post, USA (aus Helmut Vogt: Medizinische Karikaturen von 1800 bis zur Gegenwart. J. F. Bergmann, München, 1980).

Doch nicht nur das Chromosom
Wird beforscht: auch das Genom.
Vormals eine leere Szene,
Füllt der Katalog der Gene,
Die der Mensch zu eigen hat,
Sich allmählich, Blatt um Blatt.
Schon so manchen Gendefekt
Hat die Wissenschaft entdeckt,
Ja, sogar schon ausprobiert,
Wie man diesen repariert –
Zweifellos ein hohes Ziel,
Doch zugleich riskantes Spiel!

Nun, die Suche nach Erkenntnis
Zählt zu jenem Selbstverständnis,
Das die Forschung reklamiert,
Was auch immer dann passiert.
Forschung schreitet ständig fort,
Forschung ist wie Leistungssport:
Immer schneller, höher, weiter:
Gott sei Dank: Ja? Oder: leider?

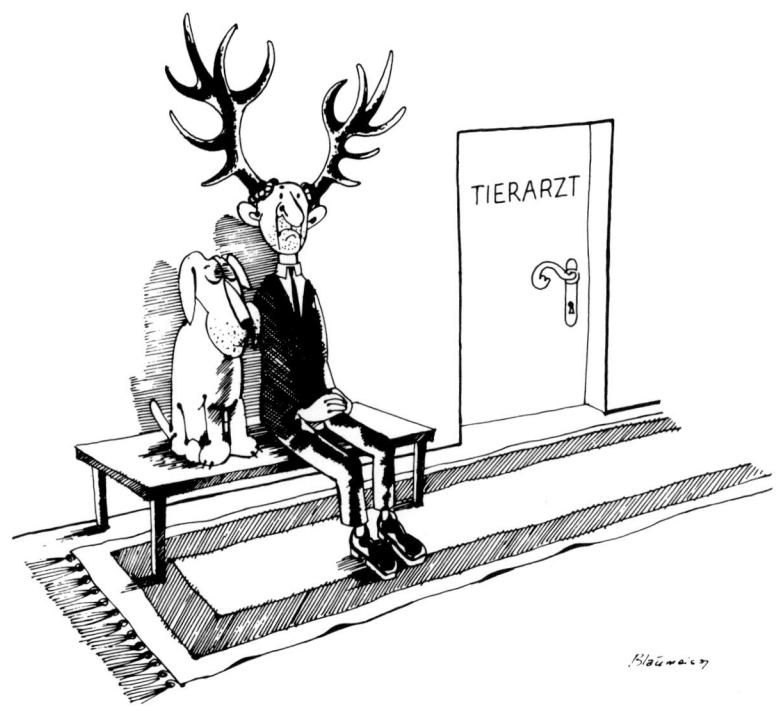

Karikatur von Josef Blaumeiser. Aus: Pillenfieber. Rosenheimer Verlagshaus, 2. Auflage 1986.

EIN PFERD IST AUCH NUR EIN MENSCH
oder
Ein Platz für Tiere

Meine Damen, meine Herrn,

Sicher hören Sie es gern:
Das Semester endet heute!
Reich ist Ihre Wissensbeute,
Die ich Ihnen eingebleut:
Um den Menschen ging's bis heut.
Jetzt, in dieser letzten Stunde
Geht's um Katzen und um Hunde!
Wer ein Tier sein eigen nennt,
Kennt es oft auch als Patient:
Ein bestimmtes Basis-Wissen
Sollte er daher nicht missen.

Merken Sie sich diesen Satz:
Mensch ist nicht gleich Hund und Katz!
Wohlbekannte Hundeleiden
Pflegen Menschen ganz zu meiden,
Andere, bei Hunden häufig,
Sind beim Menschen kaum geläufig.
Schreiben Sie in Ihr Brevier:
Mensch ist Mensch, und Tier ist Tier!

Zu den häufigen Befunden
Zählt der Tierarzt bei den Hunden
Mischtumoren an den Zitzen,
Wo sie oft multipel sitzen.
Diese Art von Brusttumoren
Läßt uns Menschen ungeschoren
(Jedenfalls: bei Frau und Mann
Trifft man sie höchst selten an).
Mesenchym und Epithel
Wuchern dabei parallel,

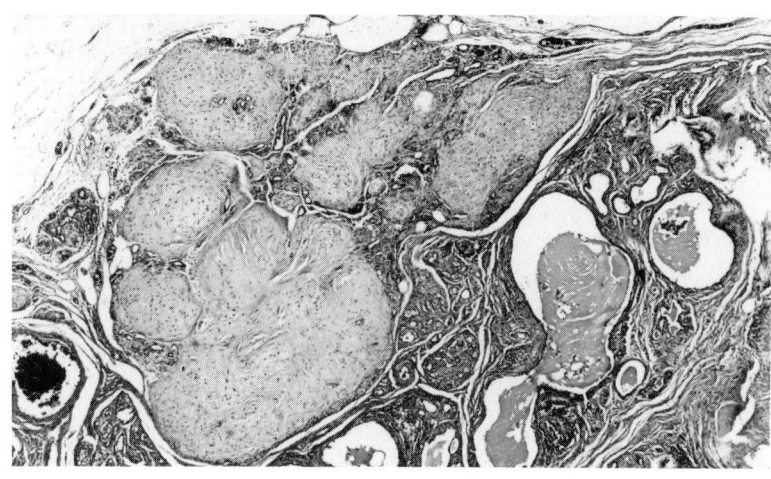

Mamma-Mischtumor beim Hund. Links knolliges Knorpelgewebe, rechts epithelialer Anteil mit Zystenbildungen. H.E.

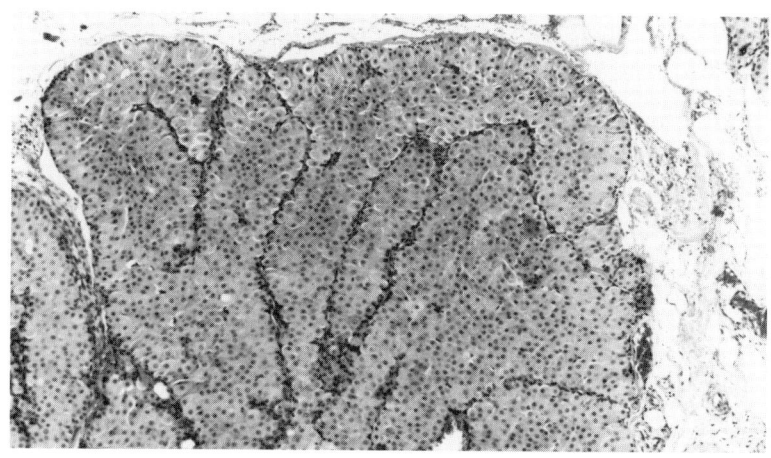

Perianaldrüsentumor (Tumor der hepatoiden Drüsen), Hund. Gleichförmige große, breitplasmatische Zellen (Zytoplasma im Original leuchtend-rot). H.E.

Häufig trifft man auf fokale
Knorpel-Knochen-Areale.
Invasion und Atypien
Sind als negativ verschrien,
Aber selbst bei reifen Typen
Muß man sich in Vorsicht üben,
Weil auch diese Form zuletzt
Manchmal Metastasen setzt.

Ein besonderes Gebaren
Ist beim Hund das „Schlittenfahren":
Drüsen vom analen Rand
Sind dabei oft imposant
Weithin sichtbar angeschwollen.
In dergleichen Tumorknollen*
Sind die Zellen jederzeit
Eosinophil und breit,
Uniform (drum unverdächtig
Und mitnichten niederträchtig).
Meistens pflegen alte Rüden
Solche Knoten auszubrüten:
Eine hormonelle Störung
Ist die mögliche Erklärung.

Doch auch bei den Hundedamen
Gibt es hormonelle Dramen
Durch die Überproduktion
Des Hormons Progesteron:
Corpus-luteum-Persistenz
Fördert nämlich die Tendenz
Der normalen Corpusdrüsen,
Ungehemmt ins Kraut zu schießen.
Hierbei pflegt sich in den Zellen
Auch das Plasma aufzuhellen,
Und so gleicht das Bild zum Schluß
Dem graviden Uterus –

---

* Perianaldrüsentumor (Tumor hepatoider Drüsen)

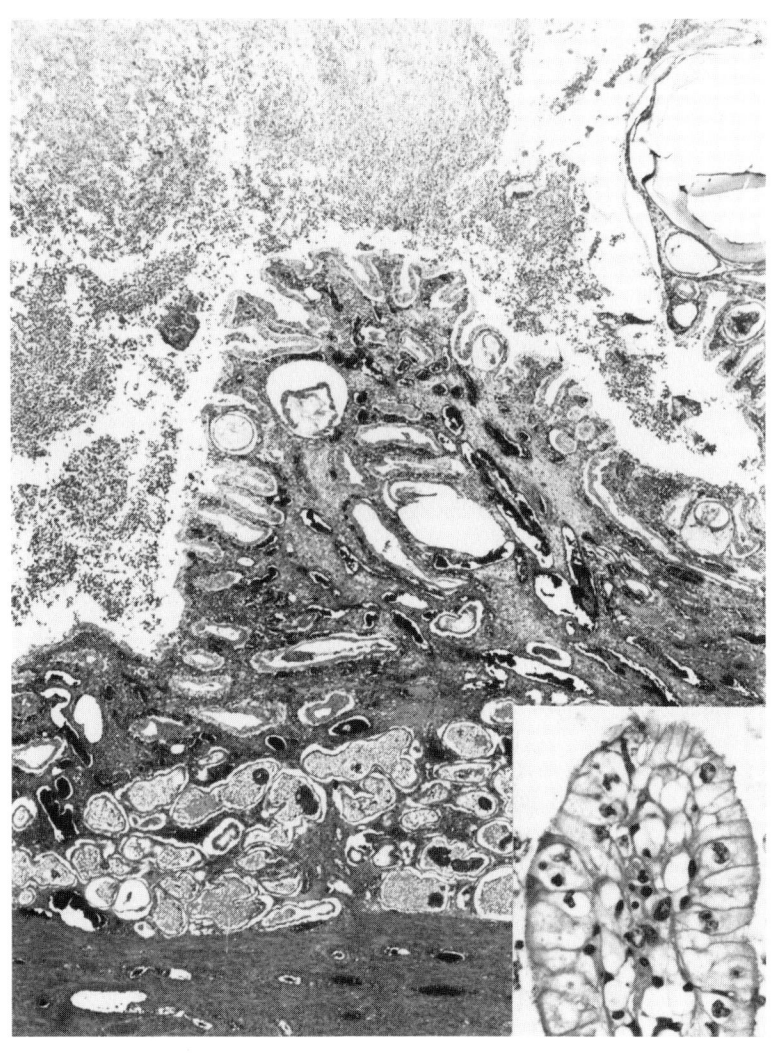

Scheinschwangerschaft mit Pyometra bei einer 6-j. Deutsch-Drahthaar-Hündin. Hochgradige polypoide Hyperplasie des Endometrium mit Zystenbildungen und eitrigem Exsudat im Cavum uteri. Inset: Kuppe einer Schleimhautfalte mit hochsezernierenden Epithelien. H.E.

Eine *Pseudoschwangerschaft*
Ist nicht länger zweifelhaft!
Keime können aszendieren
Und die Schleimhaut okkupieren,
Schließlich wandern obendrein
Leukozyten in sie ein,
Und es bildet sich, o Graus,
Eine *Pyometra* aus.
All die Leukozytenmassen
Kann der Uterus kaum fassen,
Denn verschlossen allzumal
Ist der Zervikalkanal.
Ist die uterine Wand
Bis zum Äußersten gespannt,
Darf man keine Zeit verlieren
Und muß schleunigst operieren.

Manchmal wird bei jungen Hunden
Eine Tumorart gefunden
Namens *Haut-Histiozytom**:
Den Verdacht auf ein Sarkom
Weckt der Tumor oft zunächst,
Weil er in die Tiefe wächst
Und dort völlig ungeniert
Die Subkutis *infiltriert*.
Zweitens pflegt man auf *Mitosen*
In dem Tumorherd zu stoßen,
Und zum dritten wächst er *schnell*
In dem weichen Hundefell.
Doch es bleiben manche Fragen:
Zwar entsteht er binnen Tagen,
Doch so rasch, wie er entstanden,
Kommt er meistens auch abhanden,
Denn er bildet sich zum Glück
In der Regel bald zurück.**

---
* Kanines kutanes Histiozytom
** Dies gilt nur für junge Hunde. Bei alten Hunden kann sich der Tumor maligne verhalten.

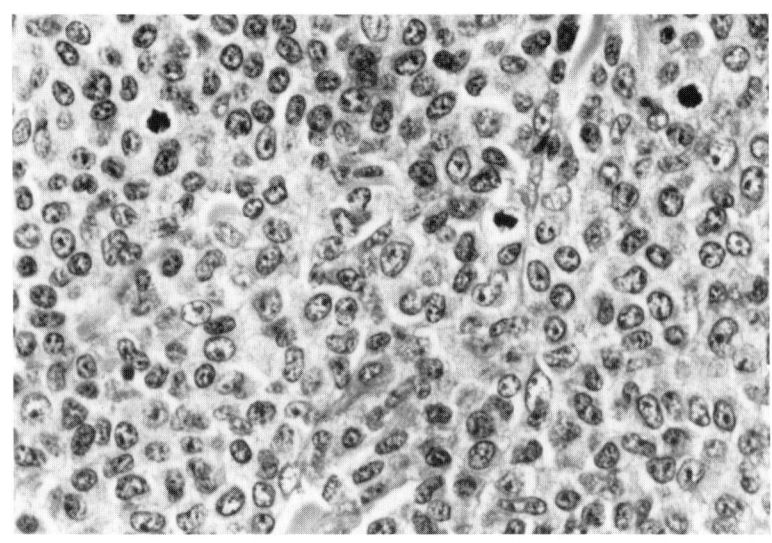

Kanines kutanes Histiozytom. H.E.

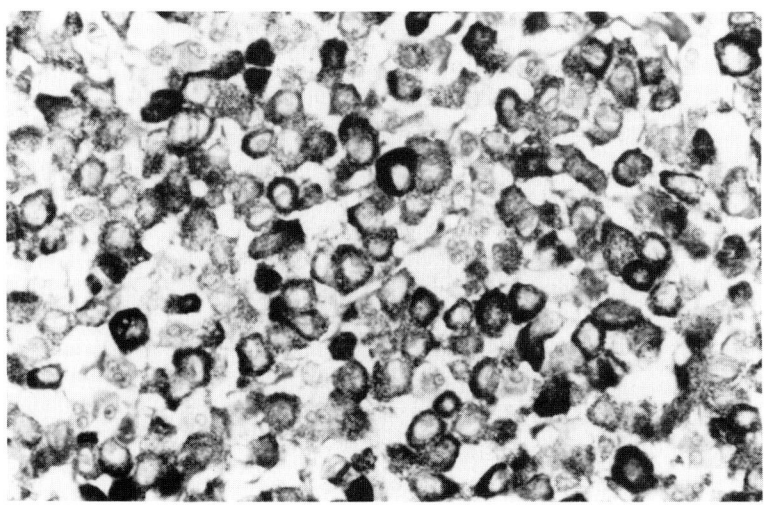

Mastzellentumor der Haut. Die tief-dunkelviolette Granulation im Zytoplasma erscheint im Schwarzweißbild schwarz. Die lockeren Zellkerne heben sich als blasse Gebilde davon ab. Giemsa.

Klarheit wird bis heut vermißt,
Ob's ein echter Tumor ist,
Auch die Herkunft seiner Zellen
Muß man noch in Frage stellen.

Bei den *Mastzellen-Tumoren**
Grübeln viele Professoren,
Wie sich ihre Dignität
Aus der Zellstruktur verrät.
Liegt es an der Mastzellgröße,
Ob sie gut sind oder böse?
Sind's die Granula der Zellen,
Welche diesen Punkt erhellen?
Dieser Tumor (meist am Rücken)
Hat, man sieht es, seine Tücken:
Vorher weiß man nie bestimmt,
Wie er sich zum Schluß benimmt,
Metastasen sind zwar selten,
Doch man muß den Tierarzt schelten,
Wenn er ihn nicht routiniert
Im Gesunden exzidiert.

✳

Welche Punkte unterscheiden
Ärzte für humane Leiden
Vom Kollegen Veterinär?
Beispielsweise das Salär:

Bei den Tieren gibt es keine
Kassenüberweisungsscheine,
Kein gekürztes Honorar,
Jedermann zahlt hier in bar!
Möpse, Dobermänner, Teckel:
Kein Budget mit einem Deckel!
Bei erhöhtem Kosten-Trend
Kein Geschrei im Parlament!
Katzen, Hunde, Mäuse, Enten:
Alles nur Privatpatienten!

Daher frag ich mich: Warum
Satteln wir nicht alle um?

---

* Mastzellentumor („Mastozytom")

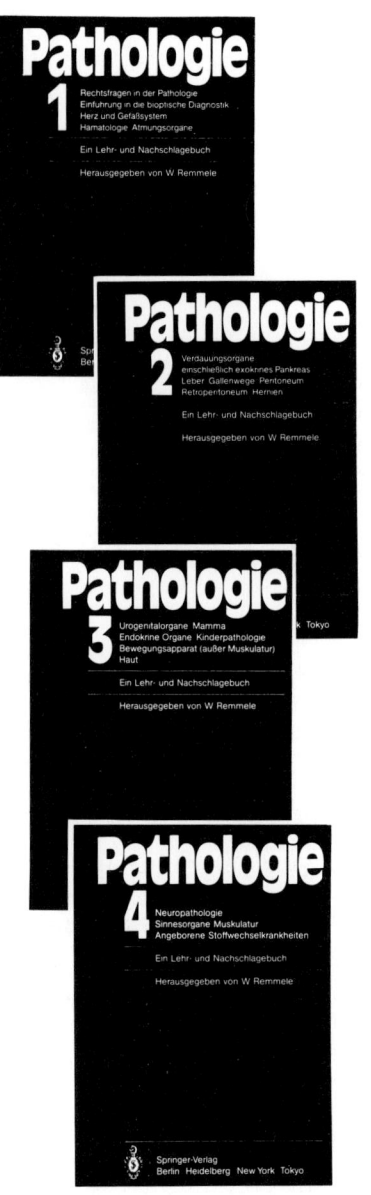

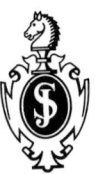

Springer-Verlag
Berlin Heidelberg
New York Tokyo

Bekanntlich ist das Bücherschreiben,
Ein Ding, das viele Ärzte treiben:
Man sieht es an den Bücherscharen
Vom Fachbuch bis zu Memoiren!
Im Angesicht so vieler Bücher
Benötigt man den rechten Riecher,
Um seine Leser zu erfreuen:
Man darf nichts Altes wiederkäuen,
Nicht nur die alten Lieder singen:
Man muß auch mal was Neues bringen!

Das Werk, das wir beglückt enthüllen,
Soll eine echte Lücke füllen,
Die sich, wenn man den Markt ergründet,
Bei Pathologen-Büchern findet:

Die meisten lassen es bewenden
Beim Unterrichten der Studenten,
Und dabei läßt sich nicht vermeiden:
Man muß sich irgendwie bescheiden,
Man kann nicht alles dort berichten,
Man muß auf mancherlei verzichten.

Dann gibt es auf der andren Seite
Das Handbuch in gewohnter Breite:
Geschrieben nur für Spezialisten,
Komplett nach endlos langen Fristen,
Zwar abzugsfähig bei der Steuer,
Doch immer noch entsetzlich teuer!

Dazwischen klafft besagte Lücke:
„**Pathologie**" – sie schlägt die Brücke,
Sie soll als Lehr- **und** Handbuch dienen.
Ihr Preis: Nur einige Zechinen.
Ihr Inhalt: Komprimiertes Wissen,
Man soll nichts Wichtiges vermissen.
Die Form: Geprägt durch das Bestreben,
Was lehrreich ist, hervorzuheben,
Durch dieses nützliche Verfahren
Das lange Suchen zu ersparen,
Das man als lästig stets empfindet,
Wenn man was sucht und es nicht findet!
Auch ist der Leser gut beraten,
Der auf der Suche nach Zitaten
Sich weiter fortzubilden trachtet:
Auch darauf wurde streng geachtet!

So ist das Werk nicht nur bezogen
Auf jede Art von Pathologen,
Es soll auch anderen Ärzten nützen
Und sie im Alltag unterstützen,
Und schließlich soll es sich auch wenden
An jene Medizin-Studenten,
Die nicht nur in den Kneipen süffeln
Und nicht nur fürs Examen büffeln.

Wer jetzt nicht zugreift, der vergißt,
Daß es demnächst vergriffen ist!

NUR MUT, JUNGER FREUND
oder
Per aspera ad astram

Das Wort „Student" kommt von Studieren –
Im Klartext wird damit gesagt:
Man muß den Hörsaal frequentieren
Und sich aus Büchern informieren,
Denn irgendwann wird nachgefragt!

Dann steht er da, mit leeren Händen,
Der vorher nur gefaulenzt hat!
Dies Schicksal gilt es abzuwenden
Mit Wissen aus gelehrten Bänden
(Ein Beispiel zeigt das linke Blatt).

Hätten Sie so etwas für möglich gehalten?

Nachdem das linksseitig genannte Werk fertiggestellt war, rief mich eines Tages ein Herr der Werbeabteilung des Verlages an: ob ich nicht einen gereimten Text für die Verlags-Hauszeitschrift schreiben könne. Natürlich sagte ich nicht Nein. Aber kurze Zeit später fiel mir förmlich der Unterkiefer herunter, als ich zum Internistenkongreß 1985 die Wiesbadener Rhein-Main-Halle betrat: Dort lag dieser Text als Werbeprospekt aus! Vermutlich war dies das erste und einzige Mal in der Medizingeschichte, daß ein ernstgemeintes Werk der Leserschaft à la Wilhelm Busch vorgestellt wurde.

Originell war sie ja, die Idee – und ich ziehe noch immer den Hut vor dem Mitarbeiter des Verlages, der es riskierte, in dieser Form für das Buch zu werben.

From the Department of Surgery,
Karolinska Institute, Huddinge University Hospital,
S-141 86 Huddinge, Sweden

THE UPPER GASTROINTESTINAL MICROFLORA IN RELATION TO GASTRIC DISEASES AND GASTRIC SURGERY

by

Svante Sjöstedt

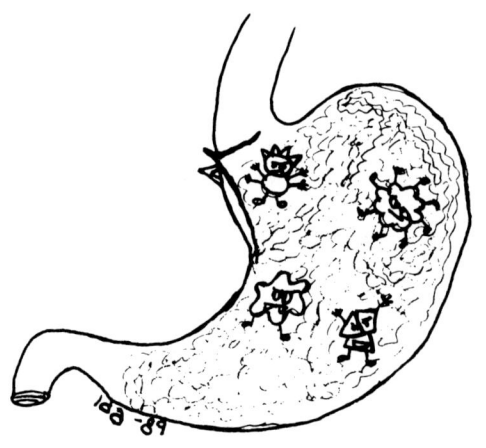

Stockholm 1989

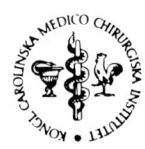

Studenten einst – dann Arzt-Kollegen:
Noch ist die Zukunft schemenhaft.
Nun heißt es, auf getrennten Wegen
Die eignen Neigungen zu pflegen
In Praxis, Klinik, Wissenschaft.

Von allen Medizinstudenten
Beschreitet nur ein kleiner Teil
Den Weg zum Hochschul-Assistenten
Und Universitäts-Dozenten:
Ich wünsche dazu Waidmannsheil!

Zu diesem Thema kann ich sagen
Als einer, der die Hürden kennt:
Nur Mut! Und keinesfalls verzagen!
Wer etwas will, muß etwas wagen!
Auch Virchow war dereinst Student!

Der Weg auf der Karriereleiter
Ist dornenreich, nicht daunenweich:
Die Stimmung ist nicht immer heiter,
Auch geht es nicht bei jedem weiter
Bis in das höchste Himmelreich:

Denn aus der Masse der Dozenten,
Die eine Hohe Schule kalbt,
Wird ob der vielen Konkurrenten
Mit ihrer Fülle an Talenten
Am Ende nur ein Teil gesalbt.

Habilitationsschriften müssen keineswegs stets tödlich ernst gestaltet sein. Man sollte sie dann allerdings vorsichtshalber in Schweden einreichen:

Linke Seite: Titelblatt einer Arbeit aus der Karolinska-Universitätsklinik Stockholm (Acta chir scand, suppl 551, 1989)

Anfang der 70er Jahre forderte das Deutsche Ärzteblatt seine Leser auf, medizinische Limericks einzusenden. Der nachfolgende Text, eingeschickt von einem gewissen Dr. E. Lemmer, galt dem heißen Thema der Habilitation:

> Die Habilitation ist beschwerlich,
> Doch leider bis heut unentbehrlich:
> Wie jedermann weiß,
> Ist für Rückgrat und Steiß
> Die Sache besonders gefährlich!

... was auch die Erfahrung anderer Kollegen zu sein scheint, z. B. des Hamburger Arztes Dr. A. Schäffer („Pillen, Puls und Professoren", Hamburger Ärzteverlag 1956):

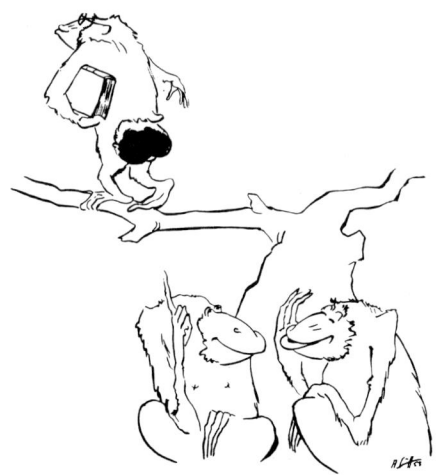

„Was hat der für beneidenswerte Gesäßschwielen?"
„Kein Wunder, er hat sich gerade habilitiert!"

Wer dies erreicht, tritt aus der Masse
In jenen hochillustren Kreis
Der absoluten Spitzen-Asse
Und zählt fortan zu einer Klasse,
Die niemals irrt und alles weiß!

Nur Mut! Es lohnt sich anzupacken:
Ihr Einsatz heißt bei diesem Spiel,
Sich ohne Unterlaß zu placken –
Drum machen Sie sich auf die Hacken
Und auf den Weg zum großen Ziel!

✻

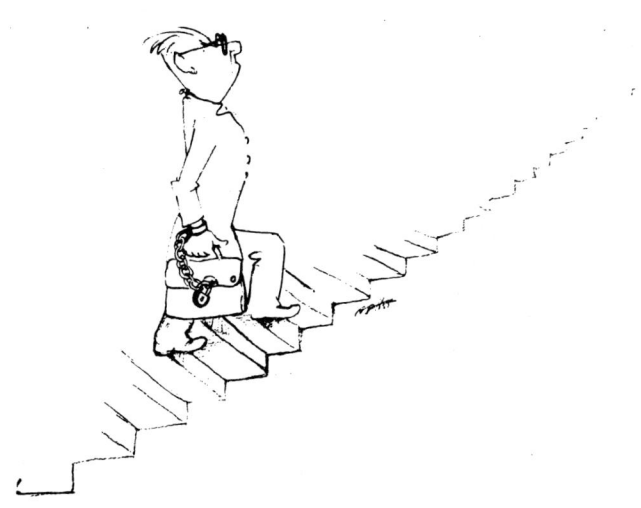

„Die Habilitationsschrift" – Karikatur von Dr. A. Schäffer aus „Pillen, Puls und Professoren",
Hamburger Ärzteverlag 1956

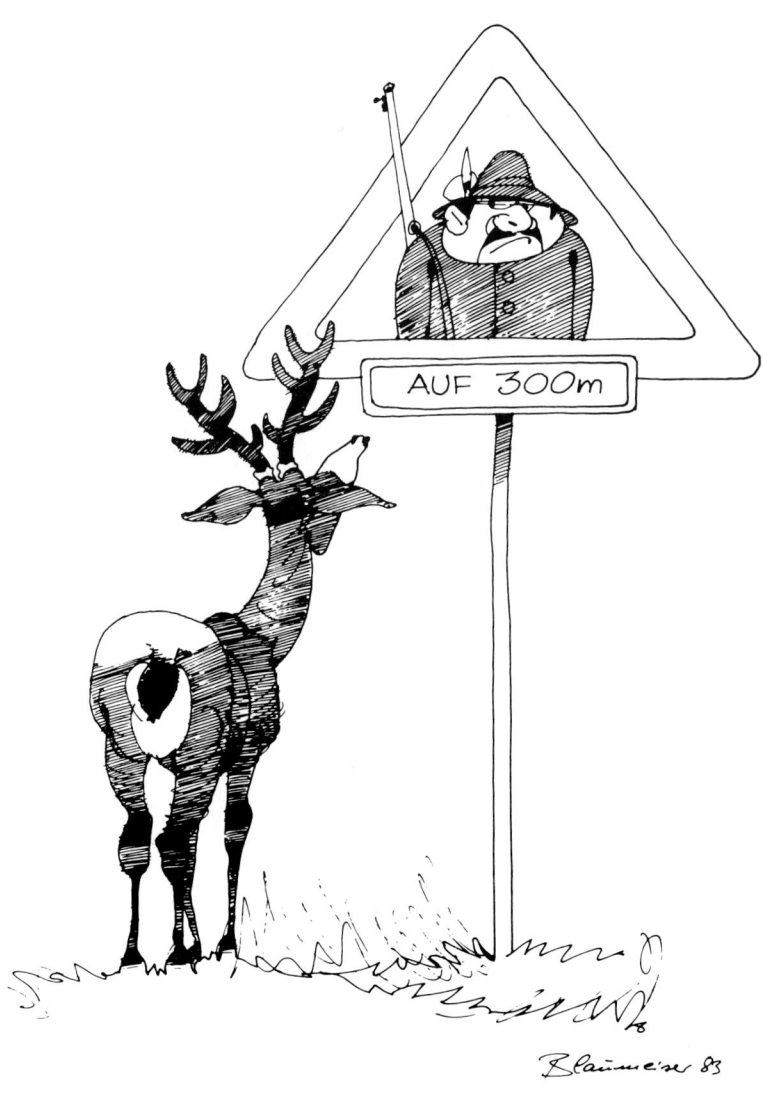

Karikatur von Josef Blaumeiser: Aus: Blattschüsse, die Jagd in der Karikatur. Rosenheimer Verlagshaus, 1986.

Jeder weiß es: Büchse ist nicht gleich Büchse! Es gibt solche, in die man etwas hineinlegt, zum Beispiel bunte Pillen, und andere, aus denen etwas herauskommt, blaue Bohnen beispielsweise. Sie merken schon: In dieser Abteilung geht es um die Verbindungen zwischen Medizin und Jägerei. Die Liste jagender Mediziner ist unerschöpflich lang, auch die heutige Generation der Pathologen könnte leicht ihren eigenen Jagdverein gründen. Informieren Sie sich also über die

MEDIZIN AUS DER BÜCHSE
oder
*Jägerei ist eine Nebenform von menschlicher Geisteskrankheit**

---

* Theodor Heuß: Tagebuchbriefe 1955 bis 1963

DER HEXENSCHUSS
oder
Cui dolet meminit *

Der Ischiasnerv, ein dicker Strang,
Ist bis zu einem Meter lang:
Beginnend an der Wirbelsäule
Durchzieht er Deine Hinterkeule
Und strebt aus dieser stolzen Höhe
Hinunter bis zur kleinen Zehe.
Kleinfingerdick zu Anbeginn,
Wird er allmählich fadendünn,
Wenn er, mit feinem Netz zuletzt,
Die Muskeln und die Haut durchsetzt.

Der allerdümmste Mensch begreift,
Daß dieser Nerv im Bein verläuft,
Wenn er sich voller Niedertracht
Durch spitzen Schmerz bemerkbar macht.
Dem Eigner schafft dies viel Verdruß,
Der Laie nennt es Hexenschuß.

Gewöhnlich ist die Sache so:
Am Abend ist der Mensch noch froh
Und zieht, obgleich es feucht und kalt,
Zum Zweck des Waidwerks in den Wald.
Der Mensch, noch immer froh und heiter,
Besteigt dort eine Ansitzleiter
Und wartet voller Tatendrang
Auf einen Bock zwei Stunden lang.
Doch leider ist auch das Gestühl,
Auf dem er sitzt, a) feucht, b) kühl.
Den Regeln der Physik gemäß
Ergreift die Kälte sein Gesäß,

---

* Wer Schmerz verspürt hat, erinnert sich daran (Cicero: Pro Murena, 42)

Aus: W. Remmele: Aufs Korn genommen. Parey, Hamburg 1982.

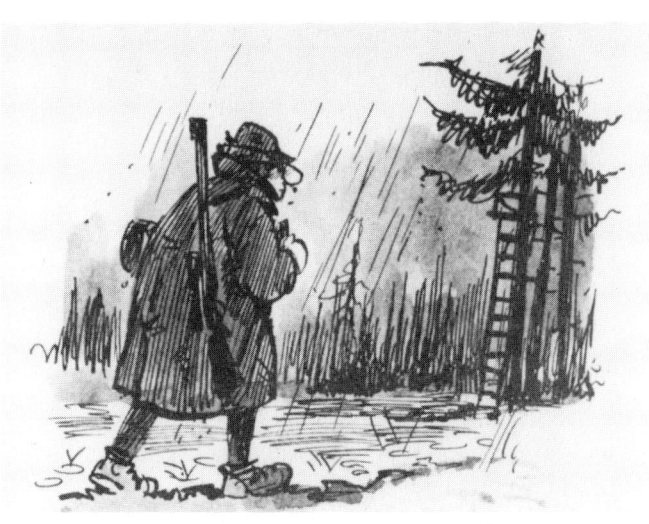

Und plötzlich muß er herzhaft niesen:
Schon fängt die Hexe an zu schießen!
Dem Menschen fährt ins rechte Bein
Ein messerscharfer Schmerz hinein,
Vom Kreuz bis in den kleinen Zeh
Tut ihm der Lauf entsetzlich weh,
Und wenn er dann vom Hochsitz steigt,
Wirkt er von Gram und Schmerz gebeugt.
Er hinkt nach Hause, ohne Bock,
Und geht drei Wochen lang am Stock.

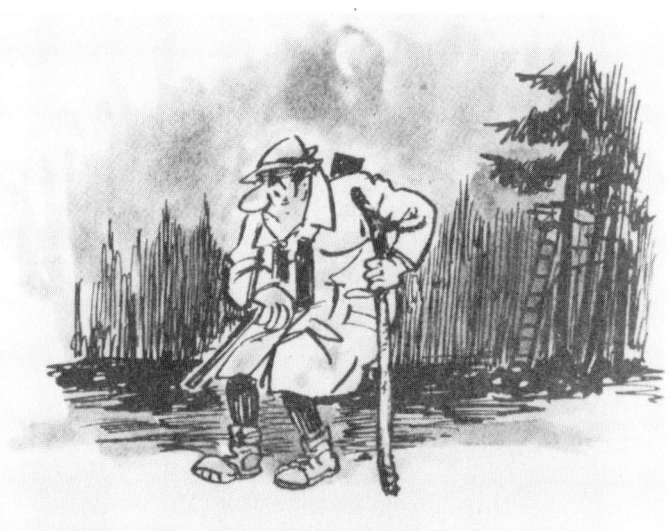

Der Doktor gibt ihm manche Spritze,
Genannt die „Tübinger Haubitze",
Und füttert, seinen Schmerz zu stillen,
Ihn tags und nachts mit bunten Pillen.
Auch sucht er, mittels Wärmestrahlen
Ihn zu befrei'n von seinen Qualen.
Geht es nach Wochen noch nicht besser,
Dann kommt der Ärmste unters Messer!

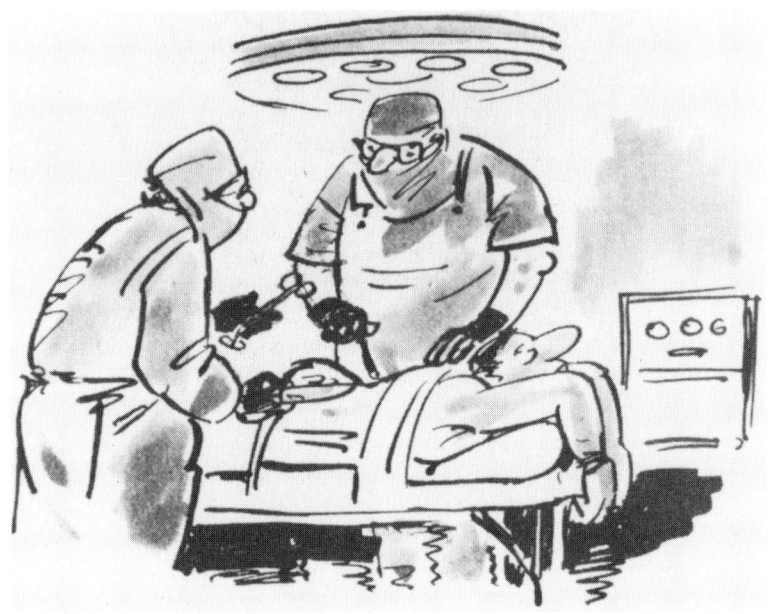

Du mußt, den Hexenschuß zu meiden,
Dich hinterrücks entsprechend kleiden!
So ist es sicherlich rentabel,
Wenn Du die Beine bis zum Nabel
In warme Unterhosen steckst
Und sie nach außen zu bedeckst
Mit einer dicken Lederhose:
Dies bessert merklich die Prognose!

Auch zählt es zum gemeinen Wissen,
Daß ein mit Luft gefülltes Kissen
Als Puffer zwischen Po und Brett
Die Kälte fernhält vom Skelett!

Wer vorbeugt, handelt mit Bedacht,
Weil Krankheit nichts als Ärger macht:
Wenn Dich das Zipperlein befällt,
Erzeugt es Schmerz und kostet Geld,
Doch Prophylaxe tut nicht weh
Und schont zugleich Dein Portemonnaie!

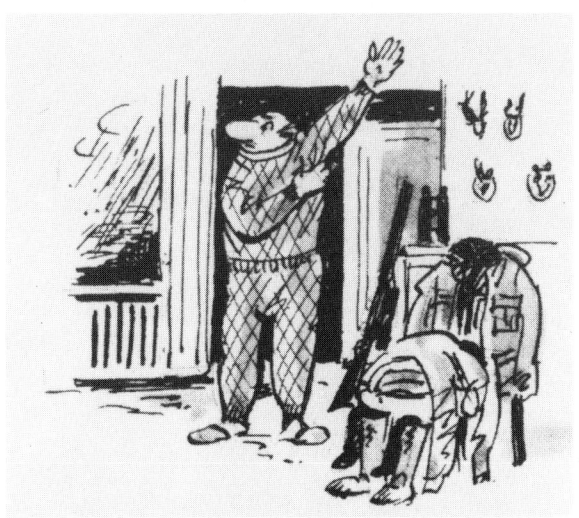

GEFAHREN DER JAGD
oder
So weit kann Sekt und Trinken einen bringen *

Nicht ungefährlich ist das Jagen
Für Leber, Pankreas und Magen:
Die Beute gilt es totzutrinken,
Und mancher rote Jägerzinken
Erweist das Angesicht des Trägers
Als solches eines großen Jägers!
Erst wird geschossen, dann genossen –
Am Ende ist man selbst begossen.
Die Leber wird allmählich kleiner,
Und an die Haustür klopft der Schreiner!

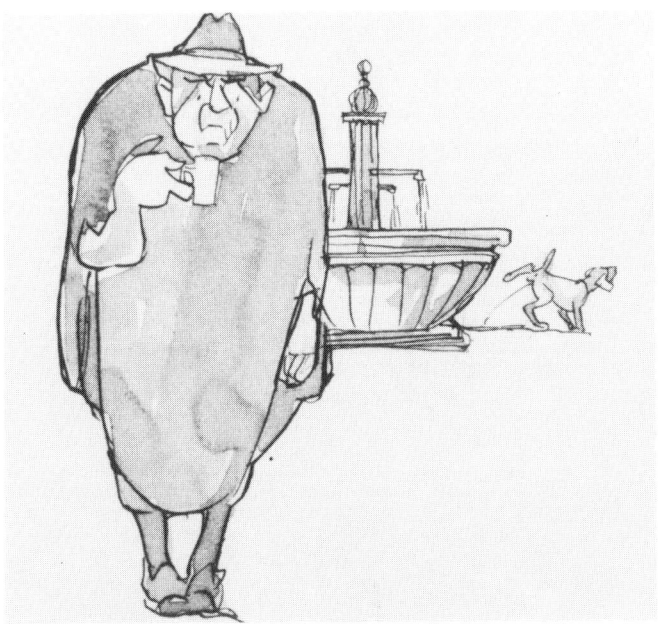

---

* Shakespeare: Der Sturm III, 2 (Trinculus).

Aus: W. Remmele, Brüsseler Spitzen. Parey, Hamburg 1989.

So siegt denn die gerechte Sache:
Das Wild nimmt am Erleger Rache,
Posthum! Für seine bösen Taten
Bringt es ihn durch sich selbst zu Schaden:
Als Folge feuchter Jägerbräuche
Entstehen schlimme Wasserbäuche!

Um seine Leber zu versöhnen,
Muß man des Branntweins sich entwöhnen.
Nicht Schampus, Schnaps und kleine Helle:
Jetzt schlürft man Mergentheimer Quelle
Und andre herbe Brunnenwässer.

Gut für den Bauch!
Doch Bier schmeckt besser!

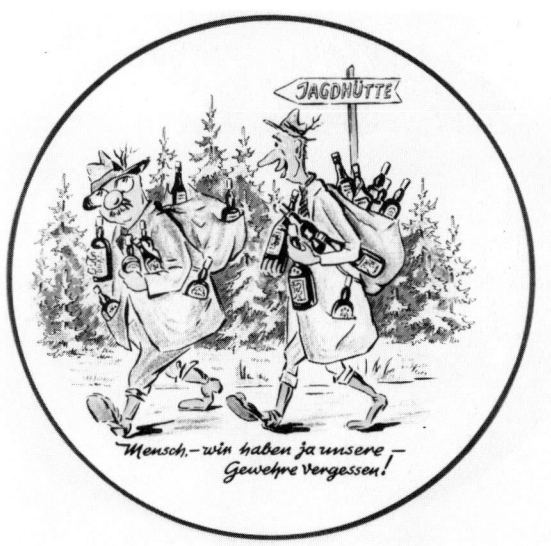

Wandteller in der Diele des Gasthofes „Forsthaus Weißenthurm", Presberg/Rheingau.

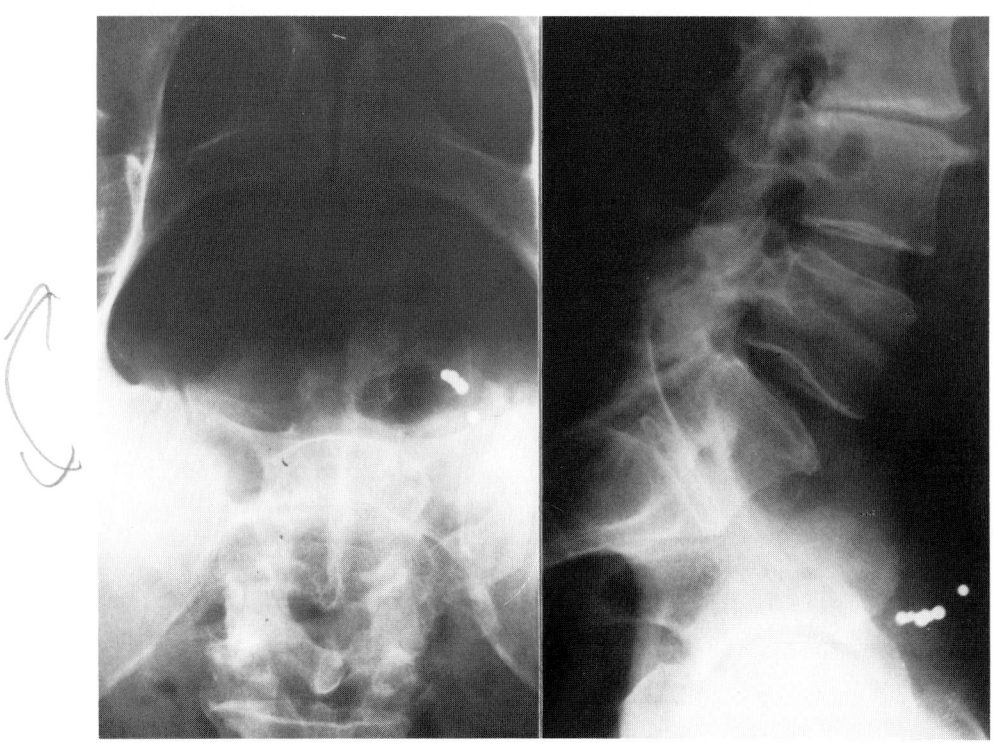

Schrotkörner in der Appendixlichtung. A.p. und seitliche Röntgenaufnahme.
(Überlassen von den Herren Dr. G. Vogel und Dr. H. H. Schmohl (Marl))

MENSCHEN VON RECHTEM SCHROT UND KORN
oder
Rache folgt der Freveltat *

Entenbrust und Hasenrücken
Haben manchmal ihre Tücken,
So wie Rebhuhn und Fasan:
Denn man kann bei diesen Speisen
Plötzlich auf ein Schrotkorn beißen,
Und dann explodiert der Zahn:
Hoher Druck auf kleine Fläche –
So bezahlt der Zahn die Zeche
Für die Regeln der Physik.
Doch auch anderen Organen
Droht vom Schrot in den Fasanen
Hin und wieder Mißgeschick:

Wenn die Körner aus dem Braten
In den Wurmfortsatz geraten,
Werden sie dort eingeklemmt,
Weil die enge Blinddarm-Lichtung
Nebst der Art der Muskelschichtung
Leider die Entleerung hemmt.
Langsam wird der Körner-Speicher
Mit den Jahren körnerreicher
Durch das bleigespickte Wild,
Kann zu Bauchbeschwerden führen,
Und gleich edlen Perlenschnüren
Prangt das Schrot im Röntgenbild.

Ein Patient mit solchen Bildern
Steht in dem Verdacht zu wildern,
(Ungerecht ist dieser Schluß!).
Doch auch mancher andre Jäger
Wird zum Schrotkorn-Dauerträger,
Ißt er Wild im Überfluß!

---

* Schiller. Gedichte: Das Siegesfest

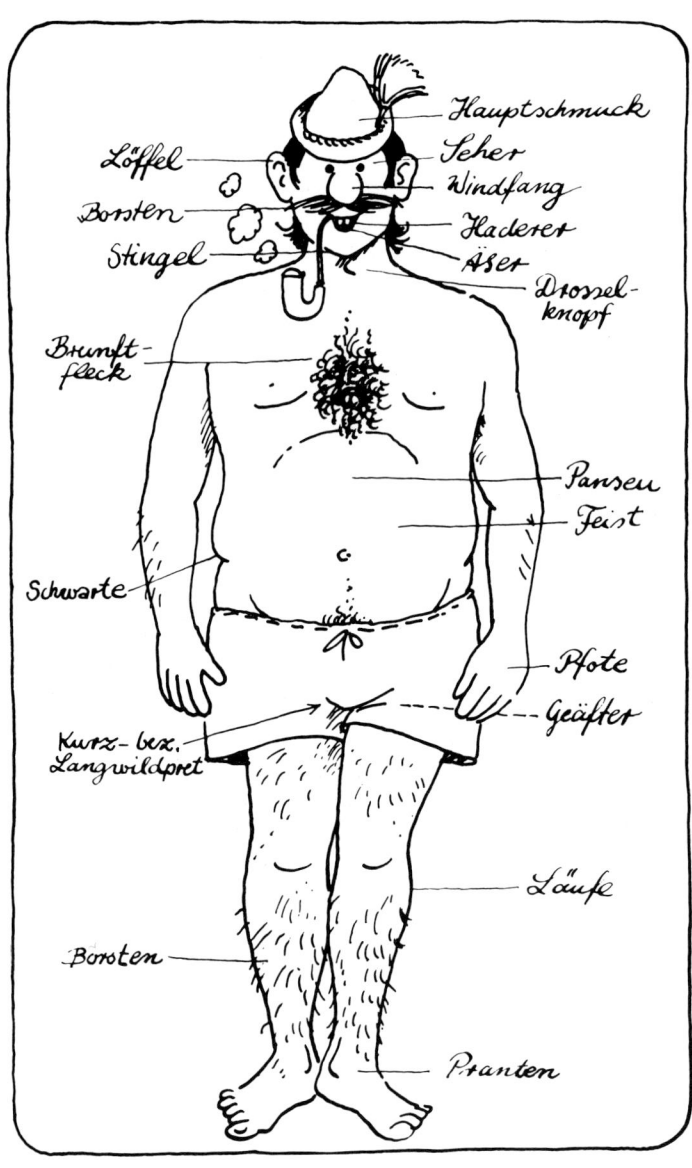

Anatomie des Menschen (zumindest des Jägers) in der Jägersprache, nach einem Vorschlag des Barons Bernhard v. Federbart aus Säckingen (aus R. Schicht: Lustige Jägerpraxis. 2. Aufl., BLV Verlagsges., München Bern Wien, 1979).

P.S. Der anatomisch und jagdlich versierte Leser wird in dem Schema trotz aller Mühe des Autors drei eklatante Fehler entdecken!

Auch Gourmets, die, statt zu schießen,
Edles Wildbret nur genießen,
Sind in gleicher Form bedroht,
Und am Ende droht auch jenen,
Die schlecht kauen mit den Zähnen,
Die Appendix voller Schrot.

All dies kann mich nicht verdrießen
Weiter Wildbret zu genießen,
Denn ich habe konsequent
Mich vor mehr als vierzig Jahren,
Um mir Ärger zu ersparen,
Von dem Wurmfortsatz getrennt!

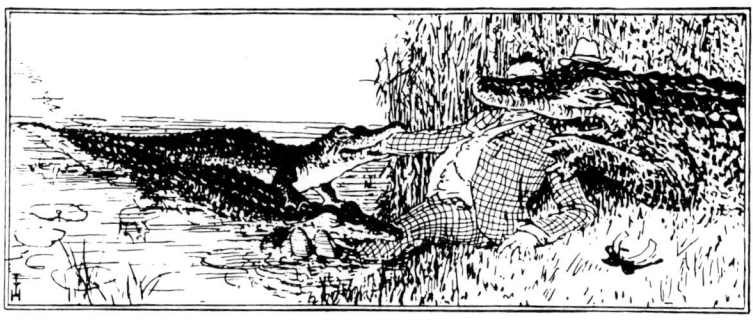

Th.-Th. Heine: Blinddarmentzündung. Simplicissimus 1907. „Gebt Obacht, Kinder, daß ihr die Hosenknöpfe ausspuckt, man kriegt leicht Blinddarmentzündung davon" (aus: Helmut Vogt: Medizinische Karikaturen von 1800 bis zur Gegenwart. J. F. Bergmann, München 1980.)

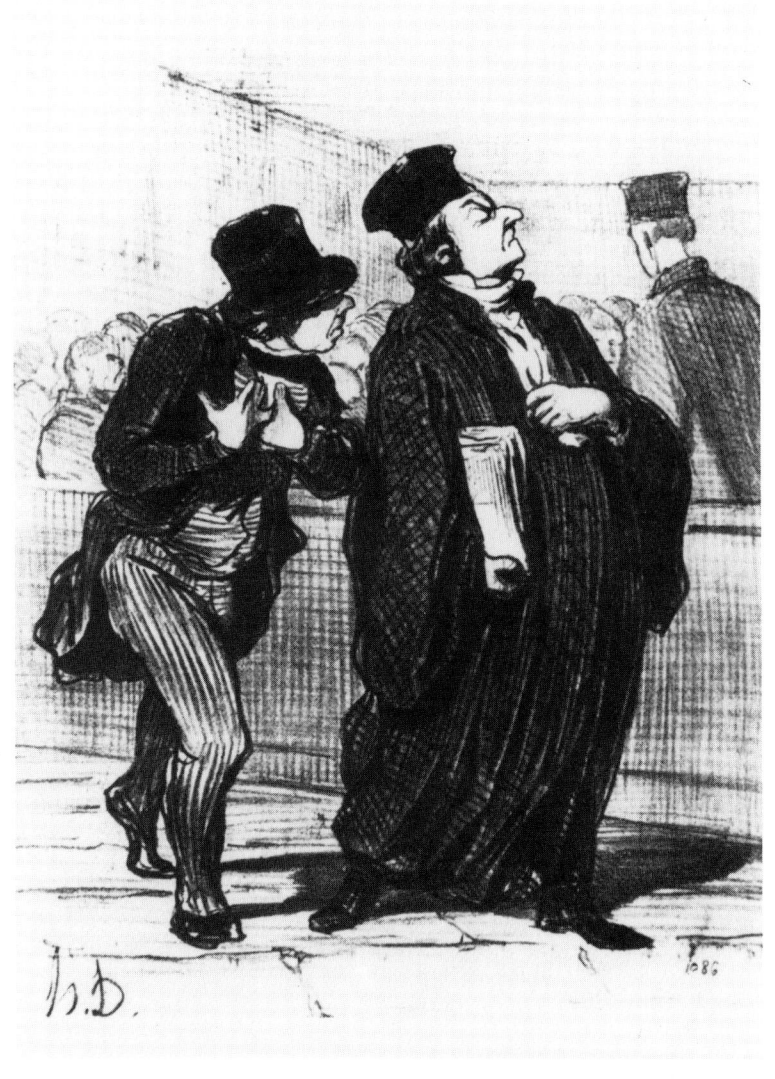

„Darf ich hoffen, daß Sie die Güte haben, meinen Fall zu übernehmen?"
Karikatur von Honoré Daumier. Aus: Menschliches, Allzu Menschliches. F. W. Peters, Berlin 1973.

Wer glaubt, der Arzt müsse nur sein ärztliches Metier beherrschen, irrt gründlich. Die Bürokratie begräbt ihn unter einem Berg von Gesetzen, Verordnungen und Richtlinien. Nicht selten fehlt ihnen (absichtlich?) die nötige Klarheit, was ihr Studium nicht erleichtert. Alles recht zu machen, ist fast der Quadratur des Kreises vergleichbar. Auch wird der Mediziner bald merken, daß nicht alle Menschen gleich sind: Manche sind gleicher als gleich. Vielleicht verstehen Sie dies besser, wenn Sie die folgenden Seiten gelesen haben. Schon die alten Römer wußten es:

SUMMUM IUS SUMMA INIURIA*
oder
*Deutsches Herz, verzage nicht!***

---

* Das höchste Recht ist das höchste Unrecht (Cicero: De officiis 1,10,33)
** Ernst Moritz Arndt: Gedichte, Deutscher Trost

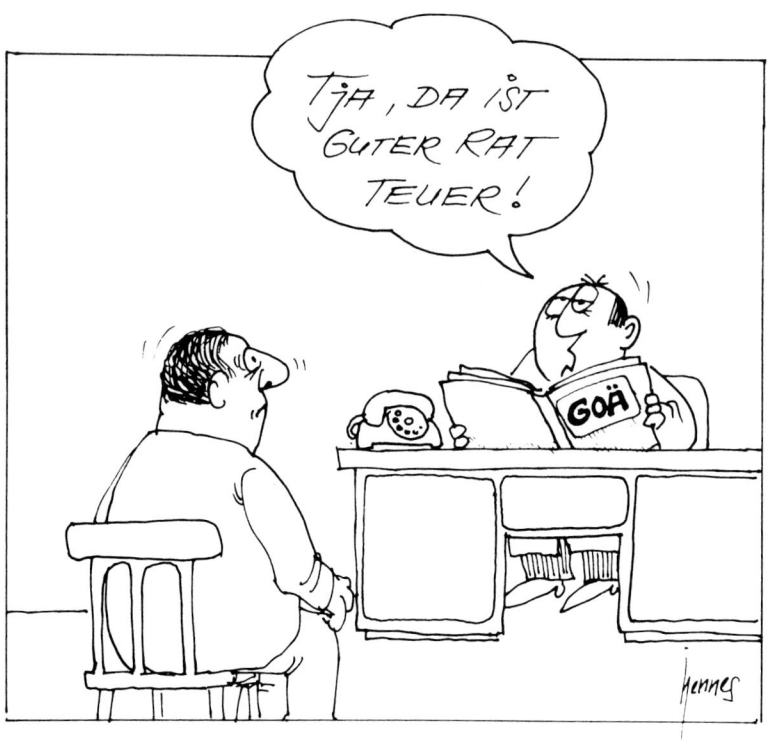

Aus: Hans Biedermann: Medizynische Heulkunde. Jungjohann, Neckarsulm-München 1988.

DE IURE ET DE FACTO
oder
Gleichheit ist das heiligste Gesetz der Menschheit *

Uns Doktoren ist verboten,
Beim Patienten auszuloten,
Ob er arm ist oder reich:
Was wir ihm in Rechnung stellen,
Ist in beinah allen Fällen
Per Gebührenordnung gleich.

Anders pflegen die Juristen
Ihre Rechnung aufzulisten:
Nach dem Streitwert fällt sie aus!
Dabei wird die Arbeitsstunde
Leicht zu einer Schrecksekunde,
Kommt die Rechnung Dir ins Haus!

Für die Arbeit von Minuten
Kann man beim Juristen bluten
Wie beim Arzt nach einem Tag –
Selbst noch bei den Nebenkosten
Ist Justitia auf dem Posten
Und kassiert den Höchstbetrag.

Beim Bezahlen von Prozessen
Wird mit andrem Maß gemessen
Als beim Doktor-Honorar:
Diese Kluft im Pekuniären
Ist höchst einfach zu erklären
Ohne weit'ren Kommentar:

Immer wird die Formulierung
Aller Texte der Regierung
Von Juristen ausgedacht:
Daß sie aus den eignen Kreisen
Keinen in die Waden beißen,
Ist dabei wohl ausgemacht.

---

* Schiller: Szenen aus den Phönizierinnen des Euripides 559/561

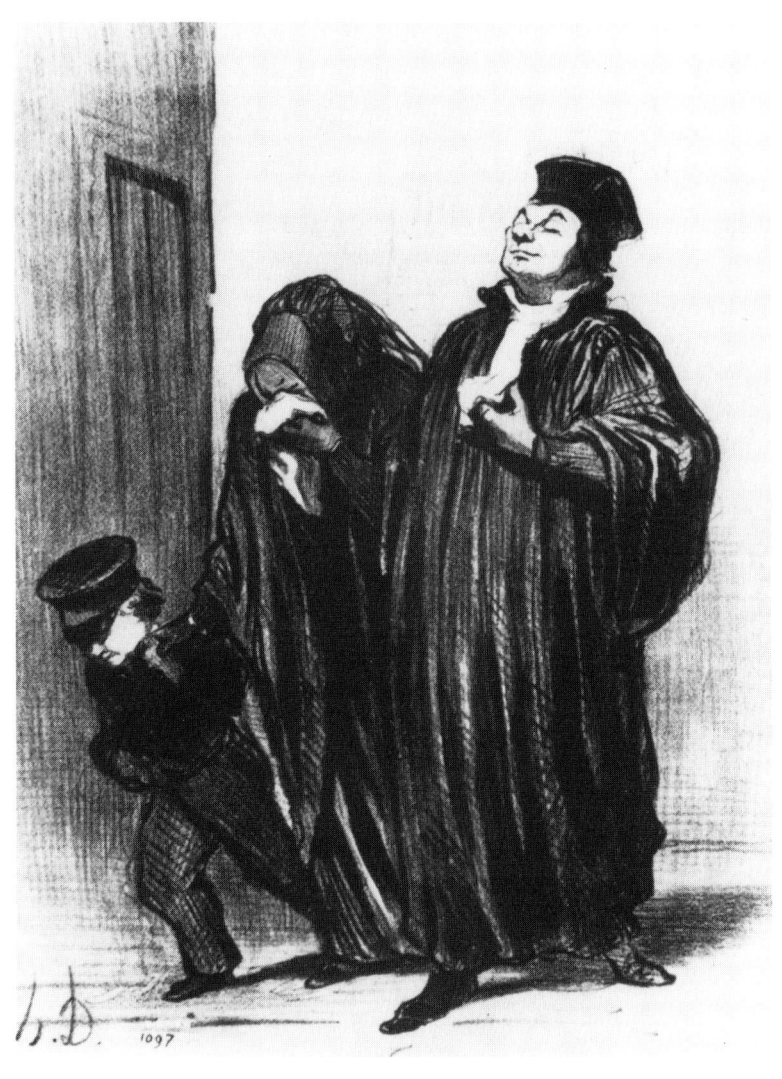

„Der Prozeß ist zwar verloren, aber war es nicht ein Vergnügen, mich plädieren zu hören?"
Karikatur von Honoré Daumier. Aus: Menschliches, allzu Menschliches. F. W. Peters, Berlin 1976.

In den Ministerien nisten
Ungezählte Amtsjuristen
(Auch Minister sind dabei!).
Geht die nächste Wahl verloren,
Werkeln Sie dann ungeschoren
In der eigenen Kanzlei!

9.1.1993
Höhere Justizgebühren

BONN (dpa) — Eine Gebührenerhöhung in nahezu allen Bereichen der Justiz hat Bundesjustizministerin Leutheusser-Schnarrenberger (FDP) angekündigt. Angehoben würden die Kostensätze bei Gerichten, Justizverwaltung, Gerichtsvollziehern, Rechtsanwälten sowie die Entschädigungen für Zeugen und Sachverständige, erklärte die Ministerin am Freitag in Bonn.

Wundern Sie sich da noch über die obige Zeitungsmeldung, die exakt 9 Tage nach Inkrafttreten des „Gesundheitsstruktur-Reformgesetzes" publik gemacht wurde?

Einziger Kommentar:
Honi soit qui mal y pense!

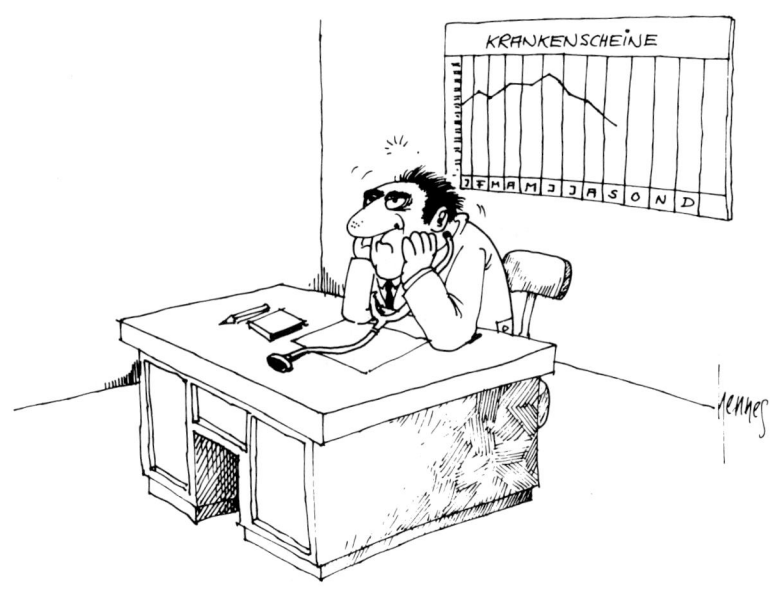

Aus: Hans Biedermann: Medizynische Heulkunde. Jungjohann, Neckarsulm-München 1988.

KASSENSTURZ
oder
Der Mohr hat seine Pflicht getan,
Der Mohr kann gehn*

Lange Zeit KV-berechtigt,
Wirst Du jetzt KV-entmächtigt
Und von der KV belehrt:
Einen Einspruch kannst Du sparen,
Dein Bemühn in zwanzig Jahren
Ist nicht einen Pfennig wert!

Läßt sich ein Kollege nieder.
Ist ihm da und dort zuwider,
Daß Du noch ermächtigt bist.
Sagen wir es knapp und ehrlich:
Damit bist Du jetzt entbehrlich,
Und man wirft Dich auf den Mist.

Wie so vielen andren Mohren
Wird auch Dir das Fell geschoren,
Denn im Schreiben der KV
Steht der schöne Satz zu lesen:
„Vielen Dank, das war's gewesen",
Und das stimmt dann haargenau.

Was Dir die KV verkündet,
Ist zwar RVO-begründet,
Doch in puncto Konkurrenz
Ist der Akt ein böser Schaden:
Sang- und klanglos geht sie baden,
Eine schlimme Quintessenz!

---

* Schiller. Fiesko III, 4 (Mohr)

Danksagung

Die nachfolgenden Firmen haben die Publikation des Bandes durch Schalten einer Anzeige in dankenswerter Weise unterstützt:

CAMON Laborservice GmbH, Wiesbaden
DIANOVA Gesellschaft für biochemische, immunologische und mikrobiologische Diagnostik GmbH, Hamburg
DORNIER Medizintechnik GmbH, Germering
Dr. FALK Pharma GmbH, Freiburg i. Br.
ISOTOPEN-DIAGNOSTIK CIS GmbH, Dreieich
LEICA Vertrieb GmbH, Bensheim
LIFE SCIENCES INTERNATIONAL GmbH (Shandon), Frankfurt/Main
E. MERCK, Darmstadt
MICROM Laborgeräte GmbH, Walldorf
OLYMPUS Optical Co. Europe, Hamburg
VITAL Klinik GmbH, Privatkrankenanstalt, Spezialklinik für Hauterkrankungen, Alzenau
VOGEL Medizinische Technik und Elektronik GmbH & Co KG, Gießen/L.
Carl ZEISS GmbH, Oberkochen

Den folgenden Verlagen danke ich für die Genehmigung, Abbildungen aus Büchern ihres Verlagsprogramms in den Band übernehmen zu dürfen:

Hamburger Ärzteverlag GmbH, Hamburg
Hogrefe & Huber, Bern
Jungjohann-Verlagsgesellschaft Neckarsulm-München
Rosenheimer Verlagshaus Alfred Förg GmbH & Co KG, Rosenheim
F. K. Schattauer Verlagsges. mbH, Stuttgart – New York
Petra Schramm (Edition Rarissima), Taunusstein
Springer-Verlag, Heidelberg

Die beiden Gedichte „Der Hexenschuß" und „Gefahren der Jagd" wurden mit freundlicher Erlaubnis des Verlages Paul Parey, Hamburg, meinen beiden dort erschienenen Gedichtbänden „Aufs Korn genommen" (1982) und „Brüsseler Spitzen" (1989) entnommen.

Ferner danke ich einer Reihe von Karikaturisten, deren Zeichnungen in den Band aufgenommen wurden. Die Namen der Autoren und die Titel der Buchpublikationen, in denen sie erschienen sind, habe ich bei den einzelnen Abbildungen vermerkt.

Bei einigen Büchern konnten die heutigen Verlagsanschriften nicht mehr ermittelt werden, daher kann ich mich nur an dieser Stelle bedanken:

Präsent-Verlag Gütersloh
Verlag F. W. Peters, Berlin

Ohne die bereitwillig gewährte Hilfe auch von vielen anderen Seiten wäre der Band nicht zustandegekommen. Ich bedanke mich herzlich bei

– Frau L. Kunkler, der Fotografin unserer Klinik, für die fototechnischen Arbeiten

– Frau Nesrin Schlempp-Ülker, Grafik/Design, Dozentin an der Fachhochschule Wiesbaden, für die – überdies unter Verzicht auf ein Honorar angefertigte – Umschlagszeichnung

– Frau Dr. A. Weber, Assistenzärztin meines Institutes, für die Anfertigung der meisten makroskopischen Aufnahmen

– Frau Prof. Dr. G. Dallenbach-Hellweg (Mannheim), Frau Dr. D. Köllner (Mainz), Frau B. Montenbruck (Heidelberg), sowie den Herren Prof. Dr. H. J. Arndt (HSK Wiesbaden), Prof. Dr. H.-G. Boenninghaus (Heidelberg), Prof. Dr. A. Fesseler (Univ.-Zahnklinik Mainz), Prof. Dr. F. Graser, Prof. Dr. M. Köllermann und Prof. J. Metz (HSK Wiesbaden), Prof. Dr. K. H. Müller-Hermelink (Würzburg), Dr. H. Müller-Lobeck (DKD Wiesbaden), Prof. Dr. H. F. Otto (Heidelberg), Prof. Dr. G. E. Schubert (Wuppertal), Drs. G. Vogel und H. H. Schmohl (Marl) sowie Prof. Dr. H. H. Wolff (Lübeck) für die freundliche Überlassung von Zeichnungen, fotografischen Aufnahmen und histologischen Präparaten

– den Pathologen Prof. Dr. Blümcke (Berlin), Prof. Dr. M. Dietel (Kiel/Berlin), Prof. Dr. R. Fischer (Köln), Prof. Dr. U. Löhrs (München), Prof. Dr. K. M. Müller (Bochum) und Prof. Dr. H. F. Otto (Heidelberg) sowie Herrn Chefarzt a. D. Dr. W. Paulus (Wiesbaden) für die kritische Durchsicht des Manuskriptes und wertvolle Änderungs- und Ergänzungs-Ratschläge.

Schließlich danke ich Herrn Bundesminister Dr. Norbert Blüm dafür, daß er ein gereimtes Selbstportrait und eine Karikatur seiner selbst beigesteuert hat. Frau Bundesministerin Hannelore Rönsch (Wiesbaden) und der Wiesbadener Oberbürgermeister, Herr Achim Exner, haben mich dankenswerter Weise von der ärztlichen Schweigepflicht entbunden.